케어북 노인 돌봄의 모든 것

목차

100세 시대 어떤 돌봄이 필요한가

요양원과 요양병원의 차이를 아십니까? 간병인과 요양보호사는 어떻게 다를까요? 돌봄이 없이는 일상생활을 유지하기 어려운 부모님을 위해 어떤 도움을 받을 수 있을까요?

우리나라의 노인 돌봄 제도는 복잡하고 어렵습니다. 육아에 대해서는 참고자료와 책이 수없이 많지만 노인 돌봄에 대해서는 마땅한 책도, 물어볼 곳도 많지 않습니다. 노인 돌봄 시장은 우리 사회에서 정보 비대칭이 심한 곳 중 하나입니다. 그로 인한 피해는 고스란히 소비자의 몫입니다. 노인 돌봄 제도에 대해 명확하고 쉽게 이해할 수 있도록, 주간조선과 노인 돌봄 문제의 해결을 위해 앞장서고 있는 시니어 헬스케어 플랫폼 ㈜'케어닥'(대표 박재병)이 가이드북을 만들었습니다.

2025년 우리나라는 65세 이상이 5명 중 1명인 초고령사회로 진입합니다. 그러나 노인 돌봄과 관련된 모든 지수는 암울합니다. 1인가구 증가, 독거노인 증가, 치매환자 증가는 돌볼 노인은 많아지고 돌볼 사람은 없다는 말입니다. 먼 미래의 이야기가 아닙니다. 지금도 요양병원에서 24시간 상주하는 간병인 인력은 대부분 외국인이 채우고 있습니다. 간병인들이 저임금, 초과노동, 낮은 사회적 인식, 불안한 고용, 열악한 환경을 호소하는 반면 간병인의 환자 학대, 가족의 간병살인 문제 등이 심심찮게 뉴스에 오르내립니다.

개인의 간병비 부담은 갈수록 커지고 있지만 서비스의 질에 대한 만족도는 낮습니다. 간병인들은 노동에 비한 대가가 너무 작다고 합니다. 노인들도 만족할 만한 돌봄을 받지 못합니다. 누구도 만족하지 못한다면 무엇이 잘못된 걸까요?

노인 돌봄을 개인이 떠안을 수도 없고, 공공 영역에서 감당하지도 못하고 있는 사이 노인들의 삶의 질은 낮아질 수밖에 없습니다. 누구나 늙어갑니다. 노인 돌봄은 우리 모두의 문제입니다. 당장 우리 사회의 발등의 불로 떨어진 노인 돌봄의 문제를 지금 돌아봐야 하는 이유입니다.

'케어북, 노인 돌봄의 모든 것'은 어려운 법, 제도 관련 내용을 최대한 쉽게 설명했습니다. 60대부터 90대까지 연령별로, 또 돌봄의 생애주기별로 필요한 정보를 총정리했습니다. 물론 외부의 돌봄만이 답은 아닙니다. 가족의 역할도 중요합니다. 최대한 가족의 돌봄이 가능해야 한다고 생각합니다. 무엇보다 아픈 부모님이 회복할 수 있다는 생각, 가족의 역할이 노화를 더디게 만들 수 있다는 희망으로 이 책을 만들었습니다. 보험, 신탁, 상속 등의 문제도 우리가 잘못 알고 있는 것과 제대로 활용하는 법을 소개했습니다. 이 책이 100% 정답이 될 수는 없지만 돌봄제도와 방법을 몰라 당황하는 독자들에게 작은 길잡이가 될 수 있기를 바랍니다.

**돌봄의
최전선에 있는
사람들,
간병인들의
세계**

"간병인으로 일하는 것이 하면 할수록 조심스럽고 어려워요. 나이 들어 체력이 달려서 그러나 생각했지만 그것만은 아닌 것 같아요. 육체노동이 고되지만 그것이 우리 일이니 당연하다고 생각하는데 정신노동이 훨씬 힘듭니다. 모두 환자들이고 예민한 상태잖아요. 말 한마디에도 상처를 받기 때문에 더 조심해야 하고 방 전체 분위기를 밝게 하려면 기분을 살펴야 하는데 쉽지 않아요. 한 분한테 신경 쓰면 다른 분이 불평을 하고 어르신들끼리 다투는 일도 많아 중재하기 힘들어요."

요양병원 3곳에서 10년 동안 공동 간병인으로 일했다는 한인애(69)씨의 말이다. 한씨는 저녁마다 성찰하는 시간을 갖는 것으로 하루를 마감한다면서 말했다. "어르신들을 보면서 우리 인생을 봅니다. 어르신들에게 배우는 것도 많고 또 어떤 경우는 이렇게 살면 안 되겠다는 깨달음도 얻습니다."

간병인은 노인 돌봄의 최전선에 있는 사람들이다. 병상에 누워 있는 노인들 곁에 24시간 붙어 있는 사람은 의사, 간호사가 아니라 간병인들이다. 노인 돌봄의 질은 결국 이들 손에 달려 있는 셈이다. 노인 돌보미들은 어떤 사람들일까?

크게 국가자격증이 있는 요양보호사와 자격증이 없는 일반 간병인으로 나눌 수 있다. 요양보호사는 2008년 노인장기요양보험제도가 시행되면서 국가자격제도로 도입됐다. 160시간의 이론·실기와 80시간의 실습을 거쳐야 시험 응시자격이 주어진다. 이들은 요양원, 주야간보호소, 방문요양시설 등 노인장기요양시설을 포함한 복지시설에서 근무할 수 있다. 2020년 이들 장기요양기관 종사자는 50만3983명이다. 이 중 요양보호사가 45만명으로 전체의 89.5%를 차지했다. 현재 자격증을 취득한 누적 요양보호사수는 2021년 6월 기준 118만명에 달하지만 상당수는 '장롱 면허'이다.

재활병원, 노인전문병원이나 일반 병원의 간병인은 자격증이 필요 없이 누구나 할 수 있다. 물론 요양보호사 자격증을 가진 사람이 복지시설이 아닌 일반 병원 간병인으로 일하는 경우도 많다. 장기요양기관에서 근무하는 요양보호사는 노인복지법과 노인장기요양보험법으로 관리가 되고 4대 보험이 보장된다. 반면 일반 간병인은 프리랜서로 자격조건, 업무, 처우 등을 규정한 근거 법규가 아예 없다 보니 관리감독기관은 물론 인력 규모나 국적 등 실태를 파악할 수 있는 통계 자료도 없다. 그야말로 그림자 노동자들인 셈이다.

2025년 우리나라는 65세 이상 고령층이 전체 인구의 20% 이상(1051만1000명)이 되는 초고령화 사회로 진입한다. 간병인 수요도 갈수록 늘고 노인 돌봄 문제가 가장 중요한 사회문제가 될 것으로 예상된다. 돌봄의 질을 높이기 위해서는 양질의 간병 인력이 유입될 수 있는 환경을 만들어야 한다. 그러나 현재 간병인들의 상황은 암울하다.

OECD(경제협력개발기구) 통계에 따르면 한국 노인 돌봄 노동자의 평균 연령은 58.9세로 OECD 평균인 45세와는 큰 차이를 보이고 있다. 간병인 매칭 플랫폼 케어닥에 가입한 간병인 7000명의 연령대를 봐도 60대가 55.6%로 가장 많고 50대 29.7%, 70대 8.7% 순이었고 80대도 0.1%이다. 노노(老老)돌봄이 현실이다. 젊은 세대가 간병일을 꺼리는 이유는 간단하다. 저임금, 초과

시간, 고강도 노동, 그리고 무엇보다 낮은 사회적 인식이다. 이를
뒷받침하는 자료는 많다.

전북 비정규직지원센터가 실시한 민간영역 돌봄노동자
실태조사에서 간병인은 하루 16.5시간을 일하고, 간병인 42%가
월 소득 200만원도 못 받고 있는 것으로 조사됐다. 또 84%가
근골격계 질환을 겪고 있고 82%가 아픈데도 참고 일한다고 답한
것으로 조사됐다. 간병인들의 학대, 폭력이 뉴스에 오르내리지만
간병인들도 환자들의 폭력, 폭행, 성희롱에 무방비로 노출돼 있다.
전국요양서비스노동조합이 2021년 3월 전국 요양보호사 541명을
대상으로 한 설문조사에서는 10명 중 8명이 육체적 · 정신적 상해
경험이 있다고 답했다. 정신적 상해 경험으로는 욕설을 들은 경험이
83.7%, 성희롱이 43.3%에 이른다고 응답했다.

그나마 요양보호사는 최소한의 노동권을 보장할 수 있는 법이
있고 목소리를 대변할 단체도 있지만 제도 밖에 있는 간병인의
근무 상황은 훨씬 열악하다. 요양원은 노인복지법상 환자 2.5명당
요양보호사 1명을 두게 돼 있지만 요양병원의 간병인 근무에 대한
규정은 어디에도 없다. 시장의 룰이 있을 뿐이다. 요양병원은
간병인 한 명이 병실을 책임지는 공동 간병이다. 24시간 근무가
대부분이고 병실에서 숙식을 해결한다. 병실 한쪽에 침상이 있으면
다행이다. 병상 한 개가 돈이다 보니 병상수를 한 개라도 늘리기
위해 간병인들은 복도에 간이침대를 놓고 자기도 한다.
수도권 요양병원의 경우는 5 대 1 또는 6 대 1 간병이 가장 많다.
간병인 1명이 환자 5~6명을 본다는 이야기이다. 지방은 8 대 1,
10 대 1로 간병인 한 명이 두 개의 병실을 보는 경우도 있다.
임금은 중증도에 따라 다른데 수도권 일반 병실의 경우 일당

7만5000~9만원, 중증 환자 병실의 경우는 9만~11만원 선이다. 중국 동포(조선족)인 강기복씨는 간병사로 일한 지 3년 됐다. 한국에 온 지는 20년이 됐다. 현재 요양병원 6인실에서 다른 간병사와 함께 두 명이 한 병실을 보고 있다. 중증 환자실이다 보니 하나부터 열까지 간병사의 손이 가야 하는 환자들이다. 강씨에게 가장 힘든 일을 묻자 "이런 말을 해도 되느냐"면서 조심스럽게 답했다.

"월급이 너무 적어요. 노동법에서 최저임금을 보장하는데 이 직종은 법도 없어요. 아침 5시30분에 일어나 7~8시가 돼야 일이 끝나고 밤에도 수시로 일어나야 해서 깊은 잠을 잘 수가 없어요. 수당이 있는 것도 아니고 4대 보험이 되는 것도 아니고 인건비가 너무 쌉니다. 돈도 문제지만 더 중요한 것은 휴식이 없어요. 한 달 가야 쉬는 날이 없어요. 쉬려면 우리가 돈을 내야 합니다. 대한민국에서 20년을 살았지만 휴식이 없는 곳은 여기가 유일해요. 간병사는 90%가 외국인입니다. 외국인이라는 이유 하나만으로 고된 노동을 감내하고 감사하면서 일하고 있지만 개선이 돼야 합니다. 100세 시대에 간병은 계속 필요한 일인데 왜 여기만 노동법이 적용이 안 되는지 모르겠습니다."

강씨의 말처럼 간병인들은 하루 쉴 경우 자기 돈으로 일당을 주고 '대근'을 세워놓는 것이 일반적이다. 휴일도 없이 사실상 병원에서 24시간 근무를 해야 하기 때문에 가족이 있는 사람들이 일하기는 힘들다. 그렇다 보니 외국인이 그 자리를 채우고 있는 것이다. 정확한 통계는 없지만 업계에서는 중국 동포 비율을 90% 이상으로 보고 있다. 나머지는 우즈베키스탄, 러시아, 카자흐스탄

국적이다. 코로나19 이후 고국으로 갔던 외국인 간병인들이 돌아오지 못하면서 간병 시장은 인력난으로 아우성이다.

요양병원에 인력을 공급하는 한 간병인업체 측은 "최근 간병인을 구하지 못해 여기서 빼서 다른 곳에 채워 넣는 식으로 돌려 막기 하고 있다"고 말했다. 업계에서는 간병 인력 부족을 해결하기 위해 일본처럼 동남아 국가를 대상으로 간병인 비자를 신설해야 한다는 목소리가 나오고 있다.

간병 인력 부족에 시달리던 일본도 2017년 인도네시아, 필리핀, 베트남을 대상으로 개호복지사 비자를 확대하고 2018년에는 베트남 정부와 협약을 맺어 간병인 1만명을 받아들이기도 했다.

중국 동포 이영애(66)씨는 현재 서울 서대문구의 개인집에서 개인간병을 하고 있다. 보수는 간병매칭 플랫폼에 내는 수수료 빼고 300만원을 받고 있다. 이씨는 20여년 전 한국에 와서 안 해본 일이 없다고 한다. 2017년 요양병원에서 임시로 일한 것을 계기로 요양보호사 자격증을 따고 간병인으로 일했다. 그의 남편도 경기도 고양시의 한 요양병원에서 간병사로 일하고 있고, 언니도 간병사로 일하고 있다고 한다. 재활병원 등에서 공동 간병을 하다 1년여 전부터 개인간병을 하고 있다. 2주일에 하루 쉬는 날 이외에는 시간을 낼 수 없다고 해서 이씨가 일하고 있는 집을 찾아갔다. 이씨는 집 한쪽에 있는 방에서 24시간 90세 치매 환자를 돌보고 있었다.

"장단점이 있습니다. 공동간병은 수입은 적지만 동료들이 있으니 스트레스가 덜한 반면 개인간병은 혼자서 오직 환자랑 24시간 지내기 때문에 더 힘든 면이 있어요. 특히 보호자들이 인간적으로 무시할 때 서럽죠. 조선족이라서 더 무시하는 것 같기도 해요.
사실 환자를 돌보다 보면 남 같지가 않아요. 성심성의를 다하게
됩니다. 그걸 몰라주고 의심의 눈초리로 보고 그 마음을 몰라줄
때는 섭섭합니다. 간병인들하고 얘기해보면 환자들 때문에
힘들어하는 사람은 많지 않습니다."

이씨는 처음 간병을 했을 때의 경험을 털어놓았다. "요양병원에
10년 가까이 입원해 있던 환자였는데 다리를 웅크리고 있었어요.
이불을 덮어드렸더니 다리를 펴시고 제 손을 꼭 잡더라고요.
추우셨던 겁니다. 말씀은 못 하셔도 의식은 있는데 제대로 돌봄을
받지 못하셨던 거죠. 부모님 생각도 나고 나도 언젠간 저렇게
되겠구나 하는 생각이 들어서 눈물이 났습니다."
이씨는 "어르신들이 고맙다는 인사를 하고 칭찬해 주실 때 느끼는
보람이 생각보다 크다"면서 건강이 허락할 때까지 이 일을 하고
싶다고 말했다.

3년 전 요양보호사 자격증을 따놓았다는 이신옥(63)씨는
코로나19로 운영하던 가게가 망해 간병인으로 나선 경우이다.
요양원 취업은 시간적인 제약이 많아 일반 병원에서 개인간병을
하고 있다. 가능한 시간만 선택해서 할 수 있기 때문이다. 일반
병원 간병인의 경우는 병원마다 한두 곳 간병업체와 협약을
맺거나 매년 입찰제를 통해 한 곳을 선정하고 환자들이 원할 때
간병인을 연결해주는 시스템이다. 병원 측도 일정한 업체에서
간병인을 써야 병원 시스템을 잘 알기 때문이다. 일반 병원의
개인간병은 공동간병보다 보수는 높지만 일거리가 일정하지 않은
것이 단점이다. 보수는 환자 상태에 따라 일 10만~15만원 선이다.

이씨는 "환자 똥오줌을 받아내는 게 돈만으로 되는 것은 아닌 것 같다. 환자를 돌보다 보면 내 가족 같은 애착관계가 형성되기도 한다"고 말했다.

간병인들의 중요한 이슈 중 하나는 '석션(환자의 가래나 분비물을 흡입하는 기계)' 등 의료인이 해야 할 업무를 대신 하는 것이다. 이씨도 이 문제를 지적했다. "원래 간병인이 석션을 하는 것은 불법인데 병원에서는 대부분 간병인에게 미루고 있습니다. 초보 간병인이 와서 석션을 못 하면 간호사들이 막 야단을 칩니다. 자신들이 할 일을 대신 하고 있는데 말입니다. 요양보호사 교육을 받을 때도 분명히 하면 안 된다고 배웠는데 현장에서는 전혀 지켜지지 않고 있습니다."
간병인 의료행위 방조는 중요한 사회문제이다. 간호시민연대 등은 "대형병원들이 석션, 드레싱, 콧줄 교환 등 불법 의료행위를 간병인에게 지시하거나 방조했다"면서 의료법 위반으로 경찰에 고발하기도 했다. 시민단체들은 "환자 돌봄의 책임은 병원에 있는데 언제부터인지 환자 보호자나 간병인의 몫이 됐다"고 비난하고 있다.

100세 시대, 노인 돌봄 문제는 발등의 불이다. 간병인들은 저임금, 고강도 노동을 호소하지만 환자나 보호자 입장은 또 다르다. 병원비보다 간병비 부담이 더 큰 경우도 많다. 공동간병을 하는 요양병원도 병실에 따라 간병비로만 최소 월 40만~180만원까지 부담해야 한다. 장기 입원이 대부분인 요양병원의 경우 보호자들이 감당하기 힘든 수준이다. 비용 부담은 크면서도 서비스 만족도는 아주 낮다. 인터뷰에 나선 간병인들도 환자 수가 많다 보니 서비스의 질을 생각하기 힘들다고 말했다.

6 대 1 공동간병의 경우 한 끼 식사 보조를 하는 데만도 1~2시간이다. 하루 세 끼에 대소변, 목욕, 체위 변경 등 여섯 명을 책임지려면 절대적으로 시간이 부족하다. "간병인 한 명당 환자 3명이면 그나마 감당할 수 있다"는 것이 이들의 말이다. 문제는 비용이다. 3 대 1이면 환자가 부담해야 할 간병비는 최소 80여만원이다. 간병비 부담을 공적인 영역에서 일정 부분 책임져야 한다는 목소리가 있지만 현실적으로 쉽지 않다. 노인 돌봄의 질을 높이기 위해서는 일단 그림자 노동자인 간병인들을 법·제도 안으로 끌어들여야 한다. 누구도 만족하지 못하는 서비스의 틈을 어떻게 해결할 것인가? 이 문제는 우리 사회가 당장 풀어야 할 숙제이다.

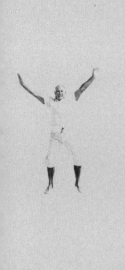
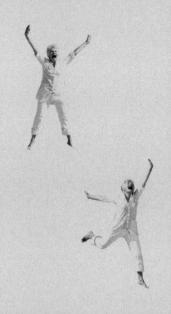

노인 돌봄의 모든 것

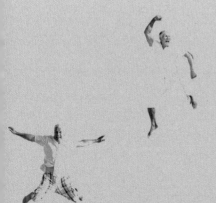
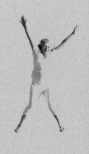

노인 돌봄 기본제도

일상생활이 어려운 부모님 어떤 도움 받을 수 있을까?

1. 우리나라에서 노인을 위해 운영되고 있는 제도는 어떤 것들이 있을까.
2. 부모님 혹은 내 주변에 도움이 필요한 사람이 있다면 어떤 제도를 소개하면 좋을까.

노인 돌봄 제도는?

우리나라 노인 돌봄 관련 제도는 크게 노인장기요양보험과 노인맞춤돌봄서비스가 있다.

노인장기요양보험은 건강보험, 국민연금, 고용보험, 산재보험에 이은 제5의 사회보험으로 불리는 사회보장제도이다. 고령이나 노인성 질병 등으로 6개월 이상 혼자서 일상생활을 하기 어려운 노인에게 신체활동 또는 가사활동 지원 등 장기요양급여를 제공한다. 가족에게만 지워진 노인 부양의 짐을 사회가 나누겠다는 뜻에서 2008년 7월부터 시행됐다. 건강보험제도와는 별개로 국민건강보험공단에서 일원화하여 운영하고 있다.

노인장기요양보험은 1등급, 2등급, 3등급, 4등급, 5등급 그리고 인지지원등급으로 구분된다.

노인장기요양보험 판정을 받으면 재가급여와 시설급여, 특별현금급여[1]를 받을 수 있다.

노인장기요양보험에 대한 자세한 내용은 다음 장에서 소개한다.

노인맞춤돌봄서비스란?

노인맞춤돌봄서비스란, 일상생활 영위가 어려운 취약노인에게 맞춤형 돌봄서비스를 제공하여 안정적인 노후생활 보장, 노인의 기능·건강 유지 및 악화를 예방하는 사업이다.

2020년 1월부터 기존 6개의 노인돌봄사업(노인돌봄기본서비스, 노인돌봄종합서비스, 단기가사서비스, 초기독거노인 자립지원 사업, 독거노인

---

[1] 특별현금급여: 수급자가 섬·벽지에 거주하거나 천재지변, 신체·정신 또는 성격 등의 사유로 장기요양급여를 지정된 시설에서 받지 못하고 그 가족 등으로부터 방문요양에 상당하는 장기요양급여를 받을 때 지급하는 현금급여.

사회관계 활성화 사업, 지역사회 자원연계 사업)을 '노인맞춤돌봄서비스'로 통합·개편하여 시행하고 있다.

서비스 내용은 크게 안전지원 서비스, 사회참여 서비스, 생활교육 서비스, 일상생활지원 서비스, 연계 서비스, 특화 서비스로 구분된다.

첫 번째 안전지원 서비스는 안부 및 생활상의 안전 여부를 확인하고 지원하는 서비스이다.

두 번째 사회참여 서비스는 문화여가활동, 평생교육, 자조모임 등 사회활동을 지원하는 서비스이다.

세 번째는 생활교육 서비스로, 건강 유지·악화 예방을 위한 교육 및 프로그램을 지원하는 서비스다.

네 번째 일상생활지원 서비스는 이동동행, 식사 및 청소관리 등 일상생활을 지원하는 서비스이다.

다섯 번째 연계 서비스는 지역사회 내 다양한 민간자원을 연계하는 서비스이고, 마지막 특화 서비스는 가족·이웃 등과의 접촉이 거의 없거나 우울 위험이 높은 노인을 대상으로 개별 맞춤형 상담 및 집단활동을 제공하는 서비스를 말한다.

서비스 제공은 신청 접수 및 발굴 ⇨ 대상자 선정 ⇨ 서비스 제공 ⇨ 재사정으로 진행되며, 가까운 읍·면·동 주민센터에서 신청 가능하다.

노인맞춤돌봄서비스 이용가능 대상은 만 65세 이상 국민기초생활수급자[2], 차상위계층[3] 또는 기초연금수급자[4]로서 유사 중복사업 자격에 해당되지 않는 어르신이다.

여기서 유사 중복사업이란, 노인장기요양보험 등급자, 가사·간병 방문지원 사업 등 자격에 해당하면 노인맞춤돌봄서비스의 혜택을 받을 수 없다는 의미이다.

다음은 노인맞춤돌봄서비스에 해당하는 6가지의 서비스 종류에 대해 소개한다.

노인돌봄기본서비스란, 혼자 거주 중인 65세 이상의 어르신에게 정기적으로 안전을 확인하고 보건·복지 서비스를 지속적으로 연계하여 조정함으로써 독거노인에 대한 사회안전망을 구축하기 위하여 실시하는 서비스이다.

만 65세 이상의 어르신 중 주민등록상 거주지와 동거자 유무에 상관없이 실제 혼자 거주하고 있는 어르신을 지원하고 있다.

노인돌봄서비스의 내용은 주 1회 이상 직접 확인 방문 또는 주 2회 이상 전화 안부 확인을 실시하는 정기적인 안전 확인과, 어르신의 욕구를 파악

---

2 국민기초생활수급자: 소득인정액이 중위소득 30~50% 이하로 최저 생계비에 못 미치는 사람
3 차상위계층: 기초생활수급 대상자는 아니지만, 소득인정액이 중위소득 50% 이하의 계층
4 기초연금수급자: 소득인정액이 보건복지부 장관이 매년 결정·고시하는 선정 기준액 이하인 만 65세 이상의 노인

해 개인별 서비스 계획을 수립하여 서비스를 연계하는 보건복지 서비스 연계 및 조정, 생활교육이 해당된다.

노인돌봄종합서비스란, 혼자 힘으로는 일상생활이 어려운 어르신에게 가사·활동지원 또는 주간보호서비스[5]를 제공해 안정된 노후생활을 보장하는 보건복지 서비스로, 만 65세 이상의 어르신 중에서 가구소득, 건강상태 등을 고려해서 지원하고 있다.

선정기준은 노인장기요양등급 외 A(장기요양 5등급을 제외한 장기요양인정점수 45점 이상 51점 미만), B(장기요양인정점수 40점 이상 45점 미만)에 속하고 가구 소득이 기준 중위소득[6] 160% 이하인 어르신 또는 시·군·구청장이 인정하는 차상위계층 이하로 1~3급의 장애와 중증질환이 있는 어르신이다.

노인돌봄종합서비스의 내용은 신변활동 지원, 가사·일상생활 지원에 해당하는 방문 서비스와 기능회복, 급식 및 목욕, 송영 서비스에 해당하는 주간보호 서비스가 있다.

단기가사서비스란, 혼자 힘으로는 일상생활이 어려운 독거노인 또는

---

5 주간보호서비스: 다른 사람의 도움 없이 일상생활을 영위하기 어려운 노인을 낮 동안 보호하여 건전한 일상생활을 영위할 수 있도록 다양한 프로그램을 제공하는 일시 보호 서비스

6 중위소득 : 총가구 중 소득순으로 순위를 매긴 다음, 정확히 가운데를 차지한 가구의 소득

고령의 부부 노인가구에 최소 한 달 혹은 두 달 동안 신변 활동과 가사 등을 도와주는 서비스로, 만 65세 이상의 독거노인 또는 고령(부부 모두 만 75세 이상)의 부부 노인 가구를 지원하고 있다. 단기가사서비스의 내용은 취사, 청소, 세탁, 외출동행 등에 해당하는 가사 일상생활 및 신변 활동 지원으로, 1개월에 24시간, 2개월에 48시간의 제공기간을 기반으로 1회당 2시간의 서비스 제공을 원칙으로 하고 있다.

지역사회자원연계란, 지역 중심의 공공·민간 서비스 가용자원을 발굴하여 맞춤형 서비스를 연계함으로써 어르신들의 편의와 안정을 도모하기 위한 사업으로, 노인장기요양등급 1~5등급 및 등급 외 A, B에 속하는 어르신이 해당된다. (*등급 외 A, B에 대한 설명은 노인돌봄종합서비스를 참고)

이용절차는 접수 ⇨ 욕구사정[7] ⇨ 서비스 계획 ⇨ 서비스 연계 ⇨ 서비스 점검 ⇨ 재사정 및 종결로 진행되며, 이용료는 무료이다.

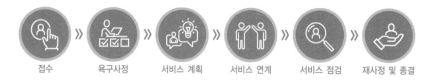

접수   욕구사정   서비스 계획   서비스 연계   서비스 점검   재사정 및 종결

---

7 욕구사정 : 전문가들이 클라이언트들을 진단하면서 문제점, 기존의 자원, 잠재적 해결능력, 또는 문제 해결에 장애가 되는 것 등에 대해 체계적으로 평가하는 것

지역사회자원연계의 서비스 내용은 방문간호, 작업치료, 보건소 인계, 의료물품 지원 등에 해당하는 의료영역, 긴급복지지원사업, 주거복지, 후원품 연계 등에 해당하는 복지영역, 구강검진 및 위생교육, 건강교육 등에 해당하는 의료영역, 차량이송 서비스, 행정지원 등에 해당하는 기타 서비스이다.

독거노인 사회관계활성화란, 외로움에 의한 고독사나 자살을 예방하기 위하여 은둔형 독거노인에게 친구관계를 만들어주기 위한 사업으로, 가족·이웃 등과 접촉이 거의 없어서 고독사, 우울증, 자살 등의 위험이 높은 독거노인을 지원하고 있다.

선정기준은 가족·이웃 등과 관계가 단절되어 있으면서 외부 활동을 하지 않고, 공식적 서비스 또한 이용하지 않는 독거노인에 해당하는 은둔형 고독사 위험군, 사회적 관계는 유지되나 외부 출입에 어려움을 겪고 있으며 우울증으로 진단받은 독거노인에 해당하는 활동제한형 고독사 위험군, 그리고 자살기도 후 생존자, 우울증 진단을 받고 자살시도 가능성이 높은 독거노인에 해당하는 우울형 자살 고위험군이다.

이용절차는 초기상담 및 서비스 신청 ⇨ 사실조사 및 심사 ⇨ 서비스 결정 ⇨ 서비스 제공으로 진행되며 이용료는 무료이다. 서비스 내용은 봉사, 취미활동, 운동, 일거리 등 맞춤형 프로그램을 제공하는 것이 해당된다.

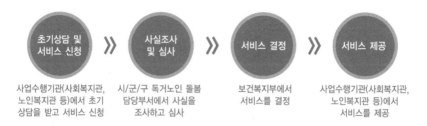

초기 독거노인 자립지원이란, 배우자의 사별·이혼·자녀결혼(독립) 등으로 인하여 혼자서 생활하게 된 기간이 5년 이내인 만 65세 이상 어르신을 대상으로 하는 지원사업을 말한다.

진행절차는 우울증 진단 ⇨ 외래진료(약물처방) ⇨ 전문의 집단치료 ⇨ 자조모임으로 진행된다.

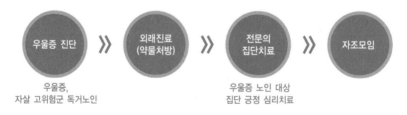

초기 독거노인 자립지원의 대표적인 서비스는 독거노인에게 믿고 의지할 수 있는 1명 이상의 절친한 친구를 만들어주고, 독거노인의 고독사 및 자살 예방, 우울증 경감을 위한 상호 돌봄 체계를 구축하는 사업인 독거노인 친구 만들기가 있다.

돌봄SOS센터란, 긴급한 돌봄이 필요한 시민에게 일시적 위기 상황에 대응할 수 있도록 공공이 직접 개입하여 돌봄서비스 신청부터 종결까지 책임 있게 수행하는 통합돌봄서비스 창구로, 만 65세 이상 어르신 및 장애인과 만 50세 이상 중장년 가구도 서비스 혜택을 받아볼 수 있다.

신청자격은 혼자 거동하기 어렵거나 독립적인 일상생활 수행이 어려운 경우, 수발할 수 있는 가족 등이 부재하거나 수발할 수 없는 경우, 기존 돌봄서비스를 이용하지 않거나 서비스 이용 중 불가피한 공백이 발생한 경우가 해당된다.

돌봄SOS센터의 서비스 제공 절차는 돌봄 신청접수 ⇨ 긴급출동 ⇨ 방문확인 ⇨ 돌봄계획 수립 ⇨ 서비스 제공 ⇨ 점검 및 종결 순으로 진행된다.

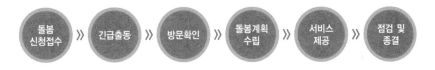

돌봄SOS센터의 서비스 내용은 크게 8가지로 구분된다.

가정방문을 통해 당사자를 수발하는 일시재가 서비스, 필수적인 외출 활동을 동행하는 동행지원 서비스, 단기간 시설입소를 지원하는 단기시설 서비스, 가정 내 간단한 수리 등을 지원하는 주거편의 서비스, 기본적인 식생활을 위한 식사배달을 지원하는 식사지원 서비스, 일상적인 안부 확인 및 정서 지원 등을 제공하는 안부지원 서비스, 보건소의 건강돌봄 서비스를 연계 지원하는 건강지원 서비스, 돌봄과 관련하여 정보 제공 및 문제 상담을 진행하는 정보상담 서비스가 있다.

노인장기요양보험

치매 앓고 있는 우리 부모님은 몇 등급?

1. 노인장기요양보험은 어떤 제도이고, 어떤 혜택이 있는지 알아본다.
2. 노인장기요양보험 신청 절차 및 신청 자격에 대해 파악한다.
3. 노인장기요양보험으로 이용할 수 있는 서비스에 대해 알아본다.

노인장기요양보험이란?

'국민건강보험 가입자'는 자동으로 장기요양보험의 가입자가 된다. 현재 건강보험료와 별도로 장기요양보험료율(8.51%)을 곱한 금액을 매달 내고 있다. 많이 혼동되는 건강보험과 노인장기요양보험은 그 목적에 차이가 있다. 의료서비스 제공을 목적으로 운영되는 제도는 '건강보험'이고, 장기요양서비스 제공을 목적으로 운영되는 제도는 '노인장기요양보험'이다.

노인장기요양보험에 대한 전반적인 것을 관리하고 운영하는 주체는 국민건강보험공단이다. 국민건강보험공단에서 장기요양보험료를 징수하고, 등급판정을 주관하고, 장기요양기관을 평가·관리하며, 장기요양기관에 서비스 비용을 지급하는 전반적인 업무를 진행하고 있다.

노인장기요양보험은 장기요양보험료와 국가 및 지방자치단체 부담금, 그리고 수급자가 부담하는 일부 본인부담금으로 운영된다.

노인장기요양등급은 심신의 기능상태의 장애로 일상생활에서 다른 사람의 도움을 필요로 하는 정도에 따라 1등급, 2등급, 3등급, 4등급, 5등급 그리고 인지지원등급으로 구분된다.

1등급은 일상생활에서 전적으로 다른 사람의 도움이 필요한 자로, 장기요양인정점수 95점 이상인 자에 해당된다.

2등급은 일상생활에서 상당 부분 다른 사람의 도움이 필요한 자로, 장기요양인정점수 75점 이상 95점 미만인 자에 해당된다.

3등급은 일상생활에서 부분적으로 다른 사람의 도움이 필요한 자로, 장기요양인정점수 60점 이상 75점 미만인 자에 해당된다.

4등급은 일상생활에서 일정 부분 다른 사람의 도움이 필요한 자로, 장기요양인정점수 51점 이상 60점 미만인 자에 해당한다. 5등급은 치매환자로, 장기요양인정점수 45점 이상 51점 미만인 자에 해당한다. 인지지원

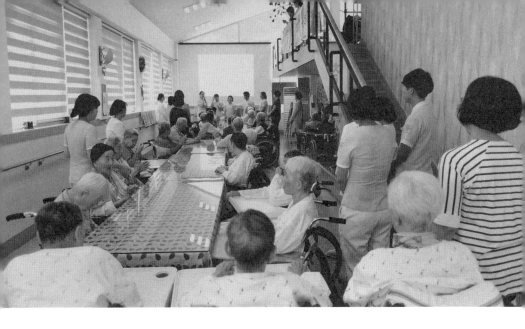

등급은 치매환자로, 장기요양인정점수 45점 미만인 자에 해당한다. 5등급에서 1등급으로 갈수록, 등급이 낮을수록 중증도가 높다. 5등급과 인지지원등급의 차이는 '치매 상태의 정도 차이'이다. 또한 5등급은 방문요양과 주야간보호센터 둘 다 이용 가능하지만, 인지지원등급은 주야간보호센터만 이용 가능하다는 차이가 있다.

　노인장기요양등급 판정을 받았다면 이용 가능한 급여 종류는 재가급여와 시설급여, 특별현금급여로 구분된다.

　'재가급여'는 방문요양, 방문목욕, 방문간호, 주야간보호 등을 제공해주는 서비스 형태의 급여를 의미한다. 재가급여의 종류에는 방문요양, 인지활동형 방문요양, 주야간보호, 방문목욕, 방문간호, 단기보호, 기타 재가급여(복지용구) 7가지 종류가 있다.

첫째는 방문요양으로, 수급자의 가정에 요양보호사가 방문하여 신체·가사활동 등을 지원하는 서비스로, 가장 대표적인 재가급여 서비스이다. 제공하는 돌봄 서비스는 신체활동 지원, 인지활동 지원, 정서 지원, 일상생활 지원 등이 있다.

둘째는 인지활동형 방문요양으로, 1~5등급 치매수급자에게 인지자극 활동 및 잔존기능 유지·향상 등 일상생활 함께하기 훈련을 제공하는 급여이다.

셋째는 주야간보호로, 수급자를 하루 중 일정한 시간 동안 장기요양기관에 보호하여 목욕, 식사, 기본간호, 치매관리, 응급서비스 등 심신기능의 유지·향상을 위한 교육, 훈련 등을 제공하는 급여이다. 제공하는 돌봄 서비스는 신체기능 회복, 보건의료, 정서기능 회복, 복리후생, 정서지지, 부양가족 지원 등이 있다.

넷째는 방문목욕으로, 수급자의 가정을 방문하여 목욕을 제공하거나, 장기요양요원이 목욕설비를 갖춘 차량을 이용하는 서비스이다. 수급자의 피부를 깨끗이 하여 편안함을 증진, 혈액순환, 근육이완, 관절운동을 돕는다. 제공하는 돌봄 서비스는 목욕준비, 목욕실시, 목욕 후 옷 갈아입히기, 배설처리, 간단한 상태 관찰, 측정하기 등이 있다.

다섯 번째는 방문간호이다. 방문간호는 의사의 지시에 따라 간호사, 간호조무사 또는 치위생사가 수급자의 가정 등을 방문하여 간호, 진료의 보조, 요양에 관한 상담 또는 구강위생 등을 제공하는 급여이다. 방문간호는 처치간호와 재활간호를 함께 이용할 수 있는 장점이 있다. 제공하는 돌봄 서비스는 건강관리, 기본간호, 신체훈련, 질병관리, 인지훈련, 영양관리, 배설관리, 교육상담 등이 있다.

여섯 번째는 단기보호로, 수급자를 월 9일 이내 기간 동안 장기요양기관에 보호하여 신체활동 지원 및 심신기능의 유지, 향상을 위한 교육, 훈련 등을 제공하는 급여이다. 월 9일, 연간 4회(1회당 9일 이내) 연장이용이 가능하다. 제공하는 돌봄 서비스는 생활지원 서비스, 의료·간호 서비스, 사회적응 프로그램, 기능회복 프로그램, 신체기능 프로그램 등이 있다.

마지막 기타 재가급여는 복지용구라고도 불린다. 수급자의 일상생활 또는 신체활동 지원에 필요한 용구로 보건복지부 장관이 정하고 고시하는 것을 제공하거나 대여하여 노인장기요양보험 대상자의 편의를 도모하고자 지원하는 장기요양급여이다.

복지용구 연간 한도액 적용기간은 수급자의 유효기간 개시일로부터 1년 간이며, 한도액은 보건복지부 장관이 고시하는 금액이다.(2021년 기준 연간한도액 160만원)

제공하는 급여 품목에는 구입품목 10종, 대여품목 6종, 구입 또는 대여 품목 2종이 있다.

구입품목은 이동변기, 목욕의자, 성인용 보행기, 안전손잡이, 미끄럼방지용품, 간이변기, 지팡이, 욕창예방방석, 자세변환용구, 요실금팬티가 해당한다. 대여품목은 수동휠체어, 전동침대, 수동침대, 이동욕조, 목욕리프트, 배회감지기가 해당되며, 구입 또는 대여품목에는 욕창예방매트리스, 경사로가 해당된다.

'시설급여'는 요양시설에서 간호, 목욕, 일상생활 지원 등의 서비스를 제공해주는 형태의 급여를 의미한다. 시설급여의 종류에는 노인요양시설, 노인요양공동생활가정이 해당된다. 노인요양시설과 노인요양공동생활가정의 차이는 '시설의 규모'이다. 노인요양시설은 입소 정원 10명 이상인 곳을 의미하며, 노인요양공동생활은 입소 정원 5인 이상 9인 이하인 곳이다.

노인요양시설은 장기간 입소한 수급자에게 신체활동 지원 및 심신기능의 유지·향상을 위한 교육·훈련 등을 제공하는 장기요양급여이다. 제공하는 돌봄 서비스는 생활·요양 서비스, 간호·의료 서비스, 여가·정서 서비스, 가족지원 서비스가 있다.

노인요양공동생활가정은 장기간 입소한 수급자에게 가정과 같은 주거여건에서 신체활동 지원 및 심신기능의 유지 향상을 위한 교육·훈련 등을 제공하는 장기요양급여이다. 제공하는 돌봄 서비스는 노인요양시설의 서비스 내용과 동일하다.

노인장기요양보험 신청

노인장기요양보험의 신청 대상은 만 65세 이상의 노인 또는 만 65세 미만의 노인성 질병을 가진 자로, 6개월 이상 혼자서 일상생활을 수행하기 어려워 도움이 필요하다고 판단되는 경우이다.

신청방법은 본인 또는 대리인이 필요한 서류를 구비하여 국민건강보험공단 지사를 직접 방문하거나 우편, 팩스, 인터넷 등으로 신청 가능하다. 본인 또는 대리인의 신분증, 장기요양신청서, 65세 미만 노인성 질환 증명서류인 진단서 또는 의사소견서의 서류제출이 필요하다.

노인장기요양등급 신청 절차는 장기요양인정 신청 ⇨ 인정조사(방문조사) ⇨ 의사소견서 제출 ⇨ 외부전문가로 구성된 등급판정위원회의 등급 판정 및 결과 통보 순으로 진행된다.

노인장기요양등급 판정을 받으면 방문요양, 주야간보호 등 필요한 서비스를 이용할 수 있다. 서비스 이용 절차는 신청 접수 ⇨ 방문상담 ⇨ 서비스 계약 ⇨ 서비스 제공 순으로 진행되며, 서비스 이용 시 필요한 서류는 장기요양인정서, 개인별 장기요양 이용계획서, 복지용구 급여확인서이다.

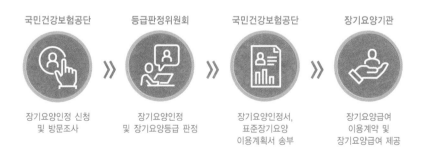

국민건강보험공단   등급판정위원회   국민건강보험공단   장기요양기관

장기요양인정 신청 및 방문조사   장기요양인정 및 장기요양등급 판정   장기요양인정서, 표준장기요양 이용계획서 송부   장기요양급여 이용계약 및 장기요양급여 제공

자주 묻는 질문

Q. 65세 미만의 노인성 질병은 어떤 것이 있나요?

65세 이상 심신기능이 취약한 경우 이외에 65세 미만의 노인성 질병을 앓고 있는 경우도 노인장기요양등급을 받을 수 있는데, 이 경우 노인성 질병은 치매, 뇌혈관성 질환, 파킨슨, 중풍 등이 해당됩니다.

노인성 질병의 종류

구분		질병명	질병코드
한국 표준질병 사인분류	치매	가. 알츠하이머병에서의 치매	F00
		나. 혈관성 치매	F01
		다. 달리 분류된 기타 질환에서의 치매	F02
		라. 상세불명의 치매	F03
		마. 알츠하이머병	G30
	뇌혈관 질환	바. 지주막하 출혈	I60
		사. 뇌내출혈	I61
		아. 기타 비외상성 머리내 출혈	I62
		자. 뇌경색증	I63
		차. 출혈 또는 경색증으로 명시되지 않은 뇌졸중	I64
		카. 대뇌경색증을 유발하지 않은 뇌전동맥의 폐색 및 협착	I65
		타. 대뇌경색증을 유발하지 않은 대뇌동맥의 폐색 및 협착	I66
		파. 기타 뇌혈관 질환	I67
		하. 달리 분류된 질환에서의 뇌혈관장애	I68
		거. 뇌혈관 질환의 후유증	I69
	파킨슨	너. 파킨슨병	G20
		더. 속발성 파킨슨증	G21

	러. 달리 분류된 질환에서의 파킨슨증	G22
	머. 기저핵의 기타 퇴행성 질환	G23
한국표준질병 사인분류(한의)	버. 매병, 노망	자01
	서. 졸중풍	다04
	어. 중풍 후유증	다06
	저. 진전 1	다05
	처. 진전 2	차02.2

비고

1. 질병명 및 질병코드는 통계법 제22조에 따라 고시된 한국표준질병 사인·분류에 따른다.
2. 진전은 보건복지부 장관이 정하여 고시하는 범위로 한다.

Q. 노인장기요양등급이 있을 경우, 요양병원 입원 시 혜택을 받을 수 있나요?

요양병원 입원은 장기요양등급과 관련이 없어 혜택을 받을 수 없습니다. 요양병원은 국민건강보험 적용을 받고, 일반 건강보험과 의료보호에 따라 혜택을 받습니다.

Q. 요양등급의 경우, 재산 여부에 따라 등급이 달라지나요?

장기요양등급은 어르신의 건강상태에 따라 인정이 되므로 어르신의 재산 여부와는 관계가 없습니다.

(단, 본인부담금의 차이는 있습니다. 일반(15%), 경감(9% 혹은 6%), 기초수급(0%))

Q. 노인장기요양보험과 건강보험의 차이가 무엇인가요?

구분	건강보험	노인장기요양보험
수급자	전체(일반국민)	고령으로 인한 중풍, 치매 등 심신기능이 취약한 노인 *노인성 질환을 가진 65세 미만자 포함
제공자	의료인(의사, 간호사 등)	장기요양요원(요양보호사, 간호(조무)사 등)
제공장소	의료기관	장기요양기관(시설 서비스), 수급자 가정(재가 서비스)
제공형태	의사, 간호사 등이 공동으로 제공	비요양보호사, 간호(조무)사 등 장기요양요원이 단독 혹은 공동으로 제공
주요 서비스	수술, 처치 등 의료 서비스	대소변 도움, 체위 변경, 식사, 빨래 등 일상생활 수행을 도와주는 장기요양 서비스 방문간호 등 일부 의료영역 서비스 포함
서비스 한도	의학적으로 질병이나 부상의 치료 종료 시까지 자유롭게 이용 가능	유효기간과 급여종류 및 월 한도액 범위 내에서 서비스 제공
이용절차	별도의 신청 없이 이용 가능	인정신청 후 등급(1~5등급, 인지지원등급)을 인정받아야 이용 가능
행정제재	수단이 다양함 (업무정지, 업무정지 기간에 대응하는 과징금 부과, 위반사실 공표)	
자격증명	건강보험증	장기요양인정서(등급인정자에 한하여 발급)
급여종류	요양급여+요양비+부가급여 *건강검진	현물급여(재가급여+시설급여) 특별현금급여(가족요양비)

자료: 국민건강보험공단   자료편집: 이경열 행정사

Q. 등급에 따라 이용할 수 있는 급여의 종류가 다른가요?

등급에 따라 이용할 수 있는 급여의 종류가 다릅니다. 1~2등급의 경우 재가와 시설급여 모두 이용이 가능하지만, 3~5등급의 경우 모든 수급자

가 재가급여는 100% 이용 가능하지만, 시설급여는 부분적으로 이용 가
능합니다.

등급별 이용 가능한 장기요양급여 종류

1등급	2등급	3등급	4등급	5등급	인지지원등급
시설급여 또는 재가급여		재가급여			주야간보호급여
특별현금급여(가족 요양비)					

주야간보호센터

출퇴근하듯 매일 센터 가서 돌봄 받고 친구 사귀고

1. 주야간보호센터는 어떤 시설이고, 누구에게 적합한지 알아본다.
2. 주야간보호센터 이용 절차 및 이용 방법에 대해 파악한다.
3. 주야간보호센터 선택 노하우, 유의할 점을 배운다.

주야간보호센터란?

대구에 사는 A씨(80대 여성)는 1년 전 치매 판정을 받았다. 증상이 없다가 최근 계속 밖을 나가려는 행동을 자주한다. 아들이 출근하면 낮 시간 동안에는 주로 혼자 생활하고 있어 길을 잃거나 사고가 생기지 않을까 걱정이다. 치매 판정을 받으면 장기요양등급을 받을

수 있다고 하여, 국민건강보험공단에 장기요양등급을 신청했더니 4등급 판정을 받았다. 주변 지인의 소개로 집 근처에 위치한 주간보호센터와 이용 계약을 했다. 매일 센터에 가서 친구도 사귀고 프로그램도 하니 시간도 잘 간다. 센터에서 차량으로 데리러 오고 데려다 주니 편리하다.

경기도 수원에 사는 B씨(90대 여성)는 요양병원에 입원한 지 1년 됐다. 최근 코로나19의 확산으로 인해 보호자의 면회도 안 되고, 병원 밖 외출이 제한적이다 보니 너무 답답해 집에 가고 싶다는 이야기를 자주 한다. 치매나 섬망과 같은 증상은 없지만 집에 오면 혼자 지내야 해서 걱정이다. 집 근처 주간보호센터를 이용하기 위해 알아보고 있다.

주야간보호센터는 부득이한 사유로 인해 가족의 보호를 받을 수 없는 노인장기요양보험 수급자를 하루 중 일정한 시간(주간 또는 야간) 동안 장기요양기관에 입소시켜 필요한 각종 편의를 제공하고, 이들의 생활안정과 심신기능의 유지, 향상을 도모하는 곳이다. 주야간보호센터와 요양원의 차이는 '이용시간의 차이'에 있다. 일정 시간만 이용할 경우는 주야간보호센터이고, 24시간 생활하여 입소가 필요한 경우는 요양원이다. 또 방문요양과 다른 점은 송영서비스를 이용하여 어르신을 센터로 모시고 가서 다양한 프로그램을 제공하는 것이고, 방문요양은 요양보호사가 어르신댁으로 방문하여 서비스를 제공하는 것이다.

주야간보호센터의 경우, 다른 어르신들과 함께 요양서비스를 제공받을 수 있는 장점이 있고, 방문요양의 경우 거동이 불편하더라도 어려움 없이 일대일 맞춤형 서비스를 제공받을 수 있는 장점이 있다.

　주야간보호센터는 노인성 질환을 가진 어르신들을 일정 시간 동안 돌보고 무료하지 않은 일상생활을 영위할 수 있도록 돕는 데 목표가 있다. 국민건강보험공단(국가)에서 85% 이상 비용지원을 받기 때문에 노인장기요양등급 판정을 받은 경우에만 이용할 수 있다.

지역별 주야간보호센터 현황

지역	기관수
서울특별시	479
경기도	1006
세종특별자치시	20
대전광역시	20
인천광역시	213
부산광역시	223
대구광역시	312
울산광역시	100
전라북도	298
전라남도	246
광주광역시	147
강원도	154
충청남도	281
충청북도	228
경상북도	410
경상남도	314
제주특별자치도	59

*2021년 4월 30일 기준

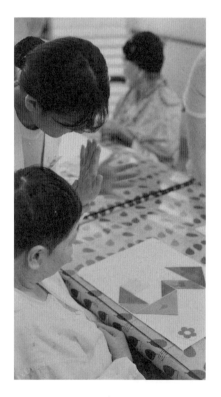

주야간보호센터에서는 어르신의 신체상태 및 인지상태에 따라 다양한 돌봄 서비스를 받을 수 있으나, 각 주야간보호센터마다 특화된 돌봄 서비스 형태가 조금씩 다르다.

일반적으로 물리치료, 운동치료, 보행훈련, 연하장애재활훈련, 작업치료, 건강체크, 건강특강, 건강상담 및 건강검진, 독감예방접종 등의 건강관리 및 재활서비스를 제공한다.

심리사회재활 서비스는 웃음치료, 정서적 활동, 가요교실, 민요교실, 영화감상, 동화구연, 레크리에이션과 같은 여가활동 지원을 의미한다. 기능회복 서비스는 크게 신체회복과 인지회복에 초점을 맞추어 진행된다. 신체회복 서비스는 실버체조, 놀이치료, 그룹운동, 치료레크리에이션 등의 활동을 진행하고, 인지회복 서비스는 종이접기, 미술치료, 인지치료, 칠교놀이, 문자그림, 서예교실, 원예치료, 두뇌건강프로그램, 회상요법, 한글교실 등의 활동을 진행한다.

사회적응 서비스는 신문읽기, 생신잔치, 야외소풍, 요리활동, 시장나들이, 어버이날 행사, 송년잔치 행사, 명절잔치 행사, 산책 및 문화활동이 해당된다.

복리후생 서비스는 이미용, 중·석식, 간식, 송영 등의 서비스를 이른다. 주야간보호센터에서 제공되는 서비스는 주야간보호센터마다 조금씩 다르므로, 어르신께 가장 필요한 서비스를 중점으로 운영하는 주야간보호센터를 선택하는 것이 바람직하다.

주야간보호센터의 평균 비용 단위: 원

구분	1등급	2등급	3등급	4등급	5등급	인지지원등급
급여(본인 부담금)	195,228	180,873	166,980	162,426	157,806	86,076
비급여(식사/간식)	150,000					54,000
총 부담금	327,228	312,873	298,980	94,426	289,806	158,076

일반 이용의 경우 (1~5등급 기준 22일, 1일 8시간 이용 기준 / 인지지원등급 기준 12일, 1일 8시간 이용 기준)
*비급여 비용은 센터마다 상이함.

　주야간보호센터의 인력은 시설장, 사회복지사, 간호(조무)사, 물리치료사, 요양보호사, 조리원이 있다. 요양보호사는 어르신 7명당 1명 이상, 치매전담실의 경우 4명당 1명 이상 의무 배치가 원칙이다. 사회복지사는 10명 이상 센터의 경우 1명 이상, 간호(조무)사 1명 이상, 물리치료사(작업치료사) 1명 이상, 조리원 1명 등이다.

　주야간보호센터 이용을 고려할 대상은 노쇠로 인해 심신의 장애가 있는 경우, 고령으로 일상생활에서 타인의 도움 없이 생활이 어려운 경우, 치매·중풍 등 노인성 질환으로 전문가의 보호가 필요한 경우, 자택에 혼자 있어야 하는 시간이 긴 경우, 치매 등의 질환으로 인한 수급자의 문제행동으로 가족의 수발부담이 큰 경우, 거동이 불편하여 적절한 부양을 받기 어려운 경우, 보호자가 일하는 시간에 자택에 혼자 있어야 하는 경우, 질병관리가 지속적으로 필요한 경우, 의료기관 퇴원 후 지속적인 간호와 요양이 필요하나 가정 돌봄이 어려운 경우, 일상생활 수행능력이 떨어져 간병인·요양보호사가 없거나 방문서비스만으로 부족한 경우 등이 해당된다. 단, 정신질환이나 전염성 질환을 앓고 있는 경우는 이용대상에서 제외된다.

주야간보호센터 이용 가이드

주야간보호센터 이용 기준은 노인장기요양보험법에 따라 재가급여 이용 대상으로 결정된 65세 이상자 또는 65세 미만인 자로 노인성 질환자, 일상생활에서 타인의 도움 없이 생활이 어려워 돌봄이 필요한 경우이다. 그 외 망각, 환각, 기분의 장애 등 중대한 제약이 있는 사람으로 조현병 등과 같은 정신질환자나 결핵, VRE 등과 같은 전염성질환자는 주야간보호센터를 이용할 수 없다.

이용 절차는 유선상담 및 방문상담 ⇨ 어르신 및 가족상담 ⇨ 적용기간 및 이용판정 회의(입소 가능 여부) ⇨ 서비스 계약 ⇨ 서비스 이용 순으로 진행된다. 사전 적응기간(체험)을 통해 계약 전에 미리 경험하고 입소를 결정하는 것이 좋다.

주야간보호센터를 이용하고자 하는 경우, 다음 서류가 필요하며 센터에 따라 필요서류가 조금씩 다르다.

- 장기요양인정서
- 개인별 장기요양 이용계획서
- 복지용구 급여확인서(해당 어르신)

- 건강진단서(전염병 유무 확인 가능한 진단서)
- 의료기관 진단서 또는 의사소견서, 복용 중인 약 처방전
- 주민등록등본(어르신 기준)
- 가족관계증명서(어르신 기준)
- 어르신 및 보호자 신분증
- 코로나19 검사 확인서
- 사진 2장

이용 시 필요물품은 실내화, 양치물품, 겉옷 한 벌, 속옷 한 벌, 복용약(소화제·영양제), 이불 한 채가 있고, 필요 시 휠체어, 보장구와 같은 보조용품이 있다.

주야간보호센터의 입소 기간의 경우, 기간이 정해져 있지 않은 곳부터 연 단위, 2년 단위와 같이 센터마다 계약기간이 다르다.

보호기간은 1일, 시간은 8~22시로 규정하고 있다. 시설의 운영여건 및 이용 어르신과 그 가정의 형편에 따라서 2시간 이내에서는 신축성 있게 운영이 가능하다.(단, 특별한 사유가 없는 경우에는 24시 이후에 수급자를 보호해서는 안 된다.)

주야간보호센터 선택 체크포인트

자택에서 주야간보호센터까지 이동거리를 고려하고 입소 정원에 비해 요양보호사 수가 법정 수준을 충족하는지 등을 살펴봐야 한다.

- 거주지와의 거리가 가까운가.
- 송영서비스가 가능한 곳인가.
- 직원들이 어르신들을 존중하고, 친절하게 잘 대하는가.
- 센터 내 냄새가 나진 않는가, 환기는 잘 되는가.
- 어르신들의 개인 공간이 충분히 확보되어 있는가.
- 수면 공간은 마련되어 있는가.
- 재활을 위한 운동기구가 설치되어 있는가.
- 자체 급식을 진행하고 있는가.
- 어르신에게 제공되는 음식이 맛있는가, 영양가는 충분한가, 간식이 제공되는가.
- 주야간보호센터만의 별도의 주차공간이 잘 마련되어 있는가.
- 프로그램의 구성이 동료 어르신들과 같이 즐겁게 참여할 수 있는가.
- 무료하지 않은 일상생활을 영위할 수 있도록 도움되는 복지 프로그램이 있는가.
- 잔존 능력 유지·활용을 위한 재활 프로그램이 있는가.
- 어르신에게 적합한 프로그램이 있는가.
- 하루 동안 시간을 어떻게 보내는가.

센터장의 전문성을 확인할 때

- 어르신들에 대한 애정을 가지고 있는가.

- 전문성을 가지고 있는가.
- 긍정적인 마인드를 가지고 있는가.
- 보호자들과 쌍방향 의사소통을 진행하고 있는가.

방문요양

1. 방문요양 서비스는 어떤 서비스이고, 누구에게 적합한지 알아본다.
2. 방문요양 이용 절차 및 이용 방법에 대해 파악한다.
3. 방문요양센터 선택 노하우, 유의할 점을 배운다.

방문요양이란?

서울에 사는 A씨는 75세 여성으로 10년 이상 파킨슨병을 앓고 있다. 지팡이 없이는 거동이 불편하며, 오른쪽 팔 수술로 인해 왼쪽 팔로 생활하고 있다. 옆에 보조해주는 사람이 없으면 스스로 할 수 있는 것이 아무것도 없다. 지금까지 집에서 지내왔고 요양원과 같은

요양시설에 입소하는 것은 원하지 않는다. A씨는 거동하는 것을 도와주면서 식사도 함께 챙겨 줄 수 있는 도움이 필요해 장기요양등급 신청을 진행하고 판정 결과를 기다리고 있다. 등급판정을 받게 되면 어떤 도움을 받을 수 있을까.

교육자 출신 B씨는 얼마 전 치매 진단을 받았다. 치매증상이 심하지는 않으나, 계속해서 인지가 저하되고 있다. 집에 혼자 있는 시간이 많다 보니 대화 상대가 없어 의료진으로부터 치매증상이 악화된다는 이야기를 들었다. 방문요양 서비스를 이용한 후 요양보호사와 이야기를 나누고, 밖에 나가서 운동도 하니 외로움도 해소되고 활력이 생겼다. 아침에 일어나면 요양보호사가 올 시간이 기다려진다.

방문요양 서비스는 요양보호사가 가정에서 일상생활을 영위하고 있는 어르신의 자택에 방문하여 신체활동, 가사활동, 개인활동 등을 지원하는 서비스이다. 정든 집을 떠나지 않고 필요한 도움을 받을 수 있다는 것이 장점이다. 방문요양과 주야간보호센터의 차이는 '돌봄 장소의 차이'이다. 자택에서 돌봄서비스를 받는 것은 방문요양이고, 장기요양기관에서 돌봄서비스를 받는 것은 주야간보호센터이다.

방문요양 서비스는 노인성 질환 및 심신이 허약한 어르신을 하루 중 일정시간 동안 돌보고 필요한 서비스를 제공해 안정된 생활을 영위할 수 있도록 돕는 데 목표가 있다. 국민건강보험공단(국가)에서 85% 이상 비용

지역별 재가방문요양센터 현황

지역	기관수
서울특별시	2356
경기도	3165
세종특별자치시	53
대전광역시	550
인천광역시	954
부산광역시	1106
대구광역시	890
울산광역시	225
전라북도	833
전라남도	808
광주광역시	636
강원도	424
충청남도	780
충청북도	461
경상북도	1083
경상남도	1168
제주특별자치도	99

*2021년 4월 30일 기준

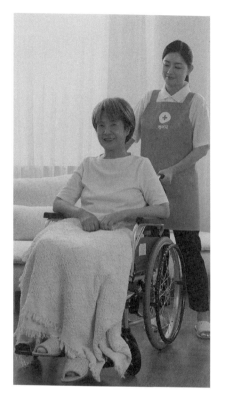

지원을 받기 때문에 노인장기요양등급 판정을 받아야만 이용할 수 있다.

방문요양은 크게 신체활동지원, 일상생활지원, 개인활동지원, 정서지원, 기능회복 및 응급대처 등 5가지 종류의 돌봄서비스 유형으로 구분된다.

신체활동지원은 세면도움, 구강관리, 머리감기, 몸단장, 옷 갈아입히기,

목욕도움, 화장실 이용도움, 식사도움, 체위변경, 이동도움, 신체기능유지

증진 등의 신체활동을 도와준다.

일상생활지원은 취사, 청소, 세탁, 장보기, 생활환경관리 등의 서비스를

지원한다.

개인활동지원은 외출 시 동행, 병원 동행, 외출, 일상 업무를 대행해주는

것이다. 정서지원은 말벗, 격려 및 위로, 생활상담, 의사소통 등의 도움을

제공한다. 기능회복 및 응급대처는 행동변화대처, 기능회복훈련, 응급상황

대처 등의 서비스를 제공한다.

5가지 돌봄 서비스를 기본으로, 어르신의 상황에 따라 중점적으로 돌봄

을 진행하는 부분이 조금씩 다르다.

방문요양의 평균 비용 (일반 이용의 경우) 단위: 원

구분	1등급	2등급	3등급	4등급	5등급
1일 서비스 시간	4시간	4시간	3시간	3시간	3시간
월 서비스 횟수	27일	24일	23.9일	22일	21일
월 본인부담금	250,900	223,020	202,620	186,730	160,270
월 이용한도액	1,672,700	1,486,800	1,350,800	1,244,900	1,068,500

* 인지지원등급은 방문요양 서비스 이용이 불가함

재가방문요양센터의 인력 기준은 시설장, 사회복지사, 요양보호사로

구성되어 있으며, 사회복지사는 어르신 15명 이상의 경우 1명, 요양보호

사는 15명 이상이다.

방문요양 서비스 이용을 고려할 대상은 자택에 혼자 계시는 시간이 많은 경우, 보호자가 일하는 시간에 자택에 혼자 있어야 하는 경우, 식사를 잘 챙겨 드시는지 걱정되는 경우, 치매·우울증·적막함으로 걱정되는 경우, 고령으로 일상생활에서 일정부분 타인의 도움 없이 생활이 어려운 경우, 치매·중풍 등 노인성 질환으로 전문가의 보호가 필요한 경우, 치매 등의 질환으로 인한 수급자의 문제행동으로 가족의 수발부담이 큰 경우, 거동이 불편하여 적절한 부양을 받기 어려운 경우, 질병관리가 지속적으로 필요한 경우 등이 있다.

방문요양 서비스 이용 가이드

방문요양 서비스 이용 기준은 노인장기요양보험법에 따라 재가급여 이용 대상으로 결정된 65세 이상자 또는 65세 미만인 자로 노인성 질환자, 일상생활에서 타인의 도움 없이 생활이 어려워 돌봄이 필요한 경우이다.

이용 절차는 유선상담 또는 방문상담 ⇨ 요양보호사 구인 ⇨ 사전 면접(인터뷰) ⇨ 서비스 계약 ⇨ 서비스 이용 순으로 진행된다. 상담 후 요양보호사를 요청할 때, 최대한 상세하게 어르신의 상황을 전달하는 것이 좋다.

계약 시 필요한 서류는 장기요양인정서, 개인별 장기요양 이용계획서, 복지용구 급여확인서가 있으며, 노인장기요양등급을 판정받으면 국민건강보험공단에서 전달받는 서류이다.

방문요양 서비스 계약기간은 자유로운 편이다. 보통 최소 계약은 한 달 단위로 진행되며 연 단위, 2년 단위와 같이 어르신·센터마다 계약 기간이 다르다.

돌봄 시간은 등급에 따라 일 3~4시간으로 규정되어 있다. 어르신마다 돌봄이 필요한 시간만큼 요청이 가능하며, 상황에 따라 일별로 돌봄 시간을 다르게 진행할 수 있다.

방문요양 신청 때 좋은 센터 선택 포인트

- 센터장을 포함한 종사자가 어르신을 배려하는 따뜻한 마음을 가지고 있는가.
- 진행하고 있는 서비스가 일정 수준인가.
- 적정 수급자 인원을 관리하며 어르신과 요양보호사에 대해 정확하게 파악하고 관리하는가.
- 재가방문요양센터 내 전문성을 가진 선생님을 많이 확보하고 있는가.
- 요양보호사를 위해 정기적인 교육을 실시하는가.
- 보호자 & 요양보호사와 꾸준한 소통을 진행하는가.

좋은 요양보호사 선택

- 어르신에 대한 애정을 가지고 있는가.
- 직업의식과 전문성이 있는 요양보호사인가.

- 경력이 있는 요양보호사라면, 이전에 진행했던 보호자님의 평은 어땠나.
- 보호자 & 센터와 원활한 소통을 진행하는가.
- 어르신께 필요한 맞춤 돌봄을 제공하는가.

자주 묻는 질문

Q. 장애등급으로 활동지원 급여를 이용 중인데, 방문요양 서비스와 동시 이용이 가능한가요?

동시 이용은 불가합니다.

장애인 활동지원 급여를 이용 중이거나 이용을 희망하는 경우, 장기요양등급이 인정되면 장애인 활동지원 신청 또는 급여가 제한됩니다.

Q. 방문요양 서비스와 간병 서비스의 차이는 무엇인가요?

구분	방문요양 서비스	간병 서비스
대상	노인장기요양등급 대상자	모든 환자
장소	자택	병원 또는 자택
인력	요양보호사(요양보호사 자격증 소지자)	간병인(자격증 유무와 상관없이 가능)
비용	본인 일부 부담금 발생 (월 약 10만~20만원)	100% 전액 부담(월 100만~400만원)
이용방법	국민건강보험공단 신청 ⇨ 장기요양등급 판정 ⇨ 방문요양 서비스 이용	간병인 신청 ⇨ 간병 서비스 이용

자택간병

자택 간병인이 하는 일과 하지 않는 일은?

1. 자택간병이 어떤 것인지 알아본다.
2. 자택간병에 꼭 필요한 팁을 확인한다.
3. 자택간병 이용 시 유의해야 할 점을 파악한다.

자택간병이란?

A씨는 2020년 10월경 췌장암 판정을 받고 일주일에 한 번씩 항암치료를 받는 중이다. 기존에 요양병원에 있다가 한 달에 한 번 항암치료를 받는 형태로 바뀌면서 집에서 지내고 있다.

보호자가 출근하는 시간인 오전 9시부터 오후 6시까지 시간제로 A씨를 돌봐줄 간병인을 신청했다. 다행히 장기요양등급을 받은 상태여서 요양보호사가 집으로 오는 방문요양으로 하루 4시간 급여 서비스를 받고 있다. 나머지 5시간은 비급여로 간병인 업체에 비용을 낸다. 주로 누워 지내다 보니 욕창 관리, 식사 보조, 투약 보조 등의 돌봄을 받고 있다. 한 달에 한 번 항암치료 갈 때, 가족이 함께 가지 못하는 경우 간병인이 병원 동행도 하고 있다.

　# B씨의 아버지는 알츠하이머에 장기요양등급 3등급이고, 인지능력도 떨어진 상태이다. 감정기복이 있어서 센터 입소도 거절되고, 매일 B씨가 아버지 댁을 찾아간다. 어머니가 돌아가신 후 혼자 지내고 있다. B씨는 아버지를 모실 형편이 안 된다. 아버지가 요양시설은 원치 않아 자택간병을 알아보니 3등급은 방문요양으로 매일 3시간씩 급여 서비스를 받을 수 있었다. 저녁에는 B씨가 찾아가지만 지방 출장을 갈 때는 간병인 업체에 시간제 간병인을 신청해 공백을 메운다. 움직이는 데는 무리가 없어서 간병인은 주로 말벗이나 주변 정리 등을 도와드리고 약도 챙겨준다. 이성보다 동성 간병인을 선호해서 간병인 업체에 남자 간병인을 신청했다.

　자택간병은 환자의 집이나 환자 가족의 집에서 돌봄을 받는 것이다. 병원에 입원할 필요가 없는데 간병을 해야 하거나 병원보다 집에서 간병이 필요한 어르신이 대상이다. 가족 또는 간병인이 돌보고, 질환에 따라 간병의 난이도도 달라진다. 어르신이 머무르는 공간의 주변 청결을 유지하고 식사 보조, 복약 보조, 배설 보조, 운동 보조 등을 한다.

　자택에서의 1 대 1 간병은 간병인 한 명이 환자 한 명을 집중적으로 돌보는 것이다. 간병인 업체, 간병인 협회, 또는 간병인 개인과 계약한다. 국민건강보험공단 등에서 별도의 지원을 받지 못하는 경우, 간병비를 모두 지불해야 하기에 경제적 부담이 클 수 있다.

장기요양등급이 있는 어르신의 경우, 등급에 따라 공단에서 지원받을 수 있는 월 한도액과 수가가 달라진다. 방문요양, 방문목욕, 방문간호를 받을 수 있고 재가방문센터에서 필요한 서비스를 받을 수 있다. 돌봄 형태가 정해져 있고, 비용적인 면에서 부담을 덜어준다.

간병인은 병원 간병인과 마찬가지로 요양보호사와 일반 간병인이 있다.

요양보호사는 240시간 이상 정해진 교육 이수 시간을 거쳐 국가자격증을 취득한 간병인이다. 장기요양등급을 받은 경우, 방문요양이나 방문목욕 같은 재가서비스를 받을 때 요양보호사가 온다. 요양보호사는 의사 또는 간호사 지시에 따라 의료행위를 할 수 있고, 어르신 정보를 수집해 구체적인 요양보호 계획을 세워 간병한다.

간병인은 장기요양등급을 받지 않은 어르신이나 꼭 어르신이 아니더라도 젊은 연령의 환자, 임산부 등을 돌본다. 간병인은 민간 자격증이 있는 경우도 있지만 필수는 아니다. 간병인은 요양보호사와 달리 의료 행위를 할 수 없고, 가족을 대신해 집에서 돌보는 정도의 간병 일을 한다.

자격증이 있는 요양보호사는 국가가 제공하는 재가방문 서비스를 할 수 있고, 자격증이 필요 없는 간병인은 개인적으로 고용된다고 보면 된다. 질환의 정도에 따라 시간제 또는 24시간 간병이 필요할 수 있다. 시간제는 1~3시간부터 길게는 12시간 이상이 있다. 가족이 돌볼 수 있는 시간 외에 간병인이 와서 짧게 돌볼 수도 있다.

24시간제는 간병인이 24시간 상주하는 형태다. 중증이거나 또는 혼자서 생활이 불가한 경우로 언제 어떤 일이 발생할지 모르기 때문에 응급 상황에 대비해야 하고 필요에 따라 식사 보조, 투약 보조 등 다양한 형태로 돌봄이 제공된다. 자택에만 있는 어르신은 답답해 하실 수 있어 외부로 산책, 외출을 지원하기도 한다. 누워 지내는 환자는 욕창 방지를 위해 자주 체위 변경을 해주는 것이 중요하다.

자택간병일 때 병원간병과 대표적으로 다른 점은 가사 서비스 비중이 높아 집중해야 할 돌봄 서비스의 질이 떨어질 수 있는 점이다. 때문에 돌보미가 어르신 간병에 집중할 수 있도록 해야 한다. 간병인 업체, 협회마다 조금씩 다르지만 가사 서비스가 가능한 범위는 다음 표를 참고하면 된다.

자택간병 이용처로는 우선 간병인 협회나 업체가 있다. 장기요양등급을 받지 않은 경우는 간병인 또는 요양보호사를 민간 간병인 협회나 업체에서 신청할 수 있다. 건강보험공단에서 지원하는 급여를 받을 수는 없지만 장기요양등급 없이도 자유롭게 신청할 수 있다. 이용료는 간병인 협회, 업체에 따라 다르다.

장기요양등급을 받은 경우는 재가방문요양센터에서 방문요양, 방문목욕 등 재가방문 서비스를 받을 수 있다. 장기요양등급과 서비스에 따라 이용할 때 드는 본인부담금 비중이 정해져 있다. 따라서 이용료가 전국

항목	기본가능 업무	협의가능 업무 (케어중)	협의가능 업무 (취침중)	불가 업무
청소	• 환자(어르신) 화장실 이용 후 정리정돈 • 환자(어르신) 활동하는 방 정리정돈 • 돌봄용품 제자리에 놓기	활동 중 이물질, 침 등으로 오염된 자리(또는 용품) 닦기	케어 용품 소독하기	• 일반·음식물 쓰레기 버리기 • 분리수거 버리기 • 화장실, 베란다, 냉장고 전체 청소 • 집안 대청소
요리	미리 만들어진 음식 데우기 (밥·반찬 등)	생선굽기, 계란 프라이, 밥 짓기 등 간단한 조리		반찬 요리하기 협의 범위 외 재료 손질
설거지	케어 중 나온 식기 씻기			케어 외 식기 씻기, 그릇 닦기, 싱크대, 배수구 청소
빨래		배변이 묻은 속옷·옷 헹구기	환자(어르신) 옆에서 건조된 빨래 개기	환자(어르신) 옷·속옷 외 빨래 및 손빨래
위생·건강관리	• 세면·세족·목욕·샤워 • 손톱·발톱 정리 • 구강위생관리			
그 외	산책 동행	병원 동행		

자료: 케어닥 돌봄 안내 기준

어디에서든 동일하게 적용된다. 가까운 재가방문요양센터를 찾아 전화하거나 온라인으로 검색해 마음에 드는 센터에서 서비스를 신청할 수 있다.

병원과 마찬가지로 자택에서 간병인을 개인적으로 고용하는 경우도 급여 항목에 포함되지 않아 개인이 모두 부담해야 한다. 비용은 간병인 업체, 간병인 협회에 따라 모두 다른데 평균 간병비는 평일 기준 3~4시간을 이용할 때 하루 약 4만원이고 한 달에 약 120만원이다. 이용하는 일자, 기간에 따라 비용은 달라진다.

장기요양등급이 있는 어르신이 재가방문 서비스를 이용하면 국민건강
보험공단으로부터 지원을 받을 수 있다. 2021년 등급별로 재가방문 이
용 월 한도액은 다음과 같으며 한도액을 초과한 경우에는 본인이 100%
부담한다.

주야간보호센터의 평균 비용 단위: 원

구분	1등급	2등급	3등급	4등급	5등급	인지지원등급
한도액	1,520,700	1,351,700	1,295,400	1,189,800	1,021,300	573,900

방문요양, 방문목욕, 방문간호와 같은 경우 다음과 같이 본인부담금이
정해져 있다. 참고해서 필요한 만큼 서비스를 이용하고 비용을 지불하면
된다.

방문요양 단위: 원

방문당 시간	수가	본인부담금
30분	14,750	2,213
60분	22,640	3,396
90분	30,370	4,556
120분	38,340	5,751
150분	43,570	6,536
180분	48,170	7,226
210분	52,400	7,860
240분	56,320	8,448

방문목욕 단위: 원

방문당 시간	수가	본인부담금
차량 이용 (차량 내)	75,450	11,318
차량 이용 (가정 내)	68,030	10,205
차량 미이용	42,480	6,372

방문간호 단위: 원

방문당 시간	수가	본인부담금
30분 미만	36,530	5,480
30~60분 미만	45,810	6,872
60분 이상	55,120	8,268

자택간병 이용 가이드

장기요양등급 비대상자는 질환 정도에 따라 장기요양등급을 받을 수 있는지부터 알아본다. 장기요양등급을 받으면 돌봄에 드는 비용을 국가로부터 일정 비율로 지원받을 수 있기 때문이다.

장기요양등급을 신청했는데도 최종적으로 비대상자가 된다면 민간 간병인 업체, 간병인 협회에서 돌봄 서비스를 신청할 수 있다. 업체가 크고 유명하다고 해서 무조건 좋은 간병인을 찾을 수 있는 것은 아니다. 간병인 이용비, 이용시간, 질환에 따른 경력, 간병인배상책임보험 가입 여부 등 여러 조건을 따져서 적합한 사람을 찾아야 한다.

장기요양등급 대상자는 재가방문센터에서 받을 수 있는 서비스를 우선 확인한다. 방문요양, 방문목욕, 방문간호 등 어르신에게 필요한 만큼 이용하고, 추가로 이용해야 할 경우에는 100% 자기 부담으로 서비스를 받을 수 있다. 장기요양등급 대상자는 자택에서 직접 간병을 받기도 하고, 자택과 시설을 방문하며 장기요양보험을 사용할 수 있다.

자택간병을 할 때는 병원과 달리 간병에 필요한 환경을 보호자 또는 간병인이 직접 만들어줘야 한다. 유의해야 할 사항은 다음과 같다.

집안 온도는 약 24도, 습도 60% 안팎으로 유지한다. 3~4시간 간격으로 환기하고, 커튼을 쳐 직접적인 바람은 피한다. 환자의 방은 화장실과 가까운 곳에 위치시키고, 환자가 이동 시 사용하기 좋게 화장실 내 손잡이를 달고 미끄럼방지 매트를 설치한다. 장기간 누울 경우 욕창에 주의하고, 2시간마다 체위를 바꾸며 마사지나 운동을 한다. 목욕할 때 40도 안팎의 물로 평균 10~15분 정도 하고, 위생을 위해 이불과 요는 자주 세탁하며 한 달에 1회 교환한다. 단백질 섭취가 잘될 수 있는 식단으로 구성하고 혈액순환을 위해 정기적인 마사지를 한다.

간병인에게 환자 물품 보관 장소 및 정리 기준을 알려줘야 한다. 자택 내 화장실이 두 곳 이상인 경우 주로 사용 가능한 공간을 알려준다. 분리수거나 반찬 정리와 같이 보호자와 간병인의 생활습관이 서로 다를 수 있기 때문에 특별한 요청사항이 있을 경우 미리 안내한다. 식사 방식, 식사 시간, 약 복용 등 사전에 유의할 사항이나 규칙은 미리 알려준다. 돌봄 시간이 긴 경우, 환자 컨디션이나 날씨에 따라 바깥 산책을 다녀와도 괜찮을지 협의한다. 바깥 활동으로 이동 시 주의사항, 명확하게 알아야 할 사항도 말해준다. 보호자와 긴급상황 발생에 대비해 연락할 수 있도록 연락망을 정리하고, 보호자가 부재 중일 경우 병원 진료, 약 처방 등의 상황에 대해 미리 협의한다.

자택간병 시 필요한 준비물은 아래와 같다.

- 물병, 빨대: 환자가 물을 마실 때 필요
- 휴지, 물티슈, 위생장갑: 주변 정리할 때 사용
- 마스크: 자택이어도 전염 예방을 위해 사용
- 기저귀: 거동이 불편해 기저귀를 차야 하면 어른용 기저귀 준비
- 욕창방지 매트리스: 일반 병실에는 없어서 오랫동안 누워 있을 시 사용

- 체어 방석: 휠체어 사용 시 필요
- 목베개: 목을 가누지 못하는 환자일 경우 사용
- 전동침대: 누워서 생활을 많이 하는 경우 조절이 가능한 침대 사용
- 간이변기: 머무는 장소에서 화장실까지 이동이 힘들 때 간이변기 사용

어르신의 장기요양등급 혜택 확인

- 어르신이 장기요양등급이 있는가.
- 장기요양등급이 없다면 신청할 수 있는가.
- 장기요양등급이 있을 때 받을 수 있는 서비스는 어떤 것인가.
- 장기요양서비스를 받고, 별도로 필요한 돌봄 서비스는 없는가.
- 방문요양 서비스를 받을 수 있으면 간병인 면접이 가능한가.

간병인 보험 가입 여부

- 간병인이 만약의 사고를 대비한 간병인배상책임보험에 가입되어 있는가.
- 간병인 업체 또는 간병인 협회가 간병인배상책임보험에 대해 설명하는가.
- 문제가 발생할 경우, 보험 처리를 순조롭게 할 수 있도록 간병인 업체가 신경 쓰는가.

간병인 기본정보 확인

- 간병인을 신청하기 전에 간병인에 대한 기본정보를 확인할 수 있는가.

- 자격증 소지 여부를 알 수 있는가.
- 어르신이 간병인 성별이 중요하면 성별을 알 수 있는가.
- 이전의 돌봄 이력, 경력에 대해 확인할 수 있는가.
- 돌봄을 받은 다른 사람의 후기를 알 수 있는가.
- 코로나19 백신 접종 여부를 알 수 있는가.

간병인 이용 정보 확인

- 어르신과 가족에게 돌봄이 필요한 기간에 서비스를 이용할 수 있는가.
- 약속시간에 지장이 없도록 간병인이 출근하기 적절한 거리에 거주하는가.
- 24시간 상주 간병인을 찾는다면 필요한 기간 동안 무리 없이 돌봄을 할 수 있는가.
- 간병인 휴무일은 어떻게 되는가.
- 간병인 식사비, 식사 준비 여부는 어떻게 되는가.

간병 비용 체계 확인

- 현금 또는 카드 등 어떤 결제 수단을 이용할 수 있는가.
- 정해진 금액을 내는 정찰제, 비용을 입찰하는 입찰제 등 간병인 업체의 비용 체계가 이용에 적합한가.
- 선불제인가 후불제인가.
- 추가 비용이 드는 부분은 무엇인가.

- 간병인 식사비는 지불하는가.
- 간병비 소득공제가 되는가.
- 간병인이 웃돈을 받지 않는가.

자주 묻는 질문

Q. 자택에 간병인이 올 때 CCTV를 설치해도 될까요?

사전 고지 없이 CCTV로 녹화를 하면 어르신을 돌보는 간병인이 불쾌해할 수 있습니다. 미리 간병인 또는 간병인이 소속된 간병인 업체, 간병인 협회와 조율하여 동의를 구하면 됩니다.

Q. 일주일 중 하루만 간병인이 올 수 있나요?

자택에서 가족이 간병하면서 일정상 하루 정도만 간병인이 필요할 수 있습니다. 단기 간병인 또는 시간제 간병인이 가능한 간병인 업체, 간병인 협회에 신청하면 도움을 받을 수 있습니다.

Q. 간병인과 계약하기 전에 면접을 볼 수 있나요?

방문요양을 할 경우, 연계된 재가방문요양센터에 문의해 계약 전 면접을 볼 수 있습니다. 민간 간병인 업체, 간병인 협회에서는 규칙이 모두 다르기에 확인해 봐야 합니다.

Q. 입주 간병인도 유급 휴가가 있나요?

24시간 간병을 하는 간병인의 입장에서 일정한 휴식이 있어야 더 나은 돌봄을 할 수 있습니다. 그래서 입주 간병인은 유급 휴가가 있으며 간병인 업체, 간병인 협회에 따라 휴가 일정은 상이합니다.

Q. 다니는 병원과 연계된 곳에서 간병인을 구하면 좋을까요?

간병인 업체와 병원이 계약한 것이지 간병인이 병원과 계약한 것은 아니기에 돌봄의 질이 더 좋다고 단정하긴 어렵습니다. 간병인 업체를 알아보려면 업체의 이름과 전화번호만 볼 것이 아니라 정확히 어떤 업체인지 확인하고 간병인의 정보를 꼼꼼히 확인한 후 계약하는 편이 좋습니다.

Q. 간병인이 집안일은 안 해주나요?

어르신 돌봄 범위에서 필요한 도움은 드리지만 집안일 모두를 해드리진 않습니다. 어르신 돌보미는 가정도우미와 달리 어르신 돌봄에 집중해야 합니다. 집안일을 하다가 정작 해야 할 어르신 돌봄에 있어 질적으로 떨어질 수 있습니다.

Q. 간병인의 식사는 어떡하나요?

어르신의 질환 정도에 따라 식사를 함께할 수 있는 경우가 있고, 한시도 눈을 뗄 수 없는 경우도 있습니다. 식사비는 간병비에 포함되기도 하고, 혹은 식사비 대신 보호자께서 간병인의 식사를 챙겨야 하는 경우도 있습니다. 간병인 업체, 간병인 협회마다 규칙이 다르기에 소속된 곳에 간병인 식사 건에 대해 문의하는 게 좋습니다.

Q. 간병인 비용은 꼭 현금으로 결제해야 하나요?

계약한 업체에 따라 카드 결제가 되는 곳도 있습니다. 업체에서 결제할 수 있는 방식에 어떤 것이 있는지 확인하고 진행하는 편이 좋습니다.

Q. 간병인이 웃돈을 요구하는데 드려야 하나요?

보호자 입장에서는 어르신 돌봄에 영향을 미칠까 봐 웃돈을 챙겨드리는 경우도 있습니다. 추가 업무가 있거나 상황에 따라 추가 비용이 발생할 수는 있지만 간병인이 개인적으로 웃돈을 달라고 할 경우, 소속된 간병인 업체, 간병인 협회에 연락해 비용 체계에 대해 확인하는 편이 좋습니다.

병원간병

수술 후 급하게 간병인이 필요한데 어디서 구할까?

1. 병원간병이 어떤 것인지 알아본다.
2. 병원간병에 꼭 필요한 팁을 확인한다.
3. 병원간병 이용 시 유의해야 할 점을 파악한다.

병원간병이란?

\# 서울에 사는 A씨(80세 여성)는 결핵 요양병원에 입원해 있다. 전염성 질환이라 적합한 간병인을 찾기 어려운데 가족이 돌보기도 힘들어 지속적으로 돌봄이 가능한 간병인을 알아보게 됐다. A씨는 격리병실을 이용 중이며 개인 병실에 있어서 일대일 간병인을 원한다. 병원 내 간병인 업체에서는 간병인을 찾기 어려워 외부 간병인 업체에서 알아보게 됐는데 다행히 해당 조건에서 활동하겠다는 간병인이 나타났

다. 처음 3주간은 시간제로 오전 9시부터 오후 6시까지 간병인을 신청했다. 그러다 간병인이 마음에 들어 24시간제로 한 달 동안 연장 신청하게 됐다. 침대에서 주로 생활하는 A씨를 위해 간병인은 개인위생활동 보조는 물론 체위 변경, 식사 보조까지 손발이 돼주고 있다.

　# 경기도 수원에 사는 B씨는 간호사나 간호조무사가 24시간 돌봐주는 간호간병통합 서비스 병동에서 암 치료에 필요한 간병을 받고 있다. 가족들이 직접 돌보는 것이 어려운 데다, 건강보험이 적용되니 간병비 부담을 줄일 수 있어 신청하게 됐다. 또 의료진이 직접 돌봐주니 더 안심할 수 있다. 배정된 간호사는 정해진 시간마다 B씨의 상태가 어떤지 살펴본다. 간호간병통합 서비스는 환자가 스스로 거동할 수 있어야 입원이 가능하다. 정해진 진단 외에는 B씨 스스로 화장실을 가거나 식사 등을 해결한다. 상태가 조금 더 안 좋았으면 간호간병통합 서비스가 아닌 일반 병동에서 간병인을 고용해야 한다.

　병원간병은 병원에 입원 또는 단기로 머무는 어르신이나 환자를 옆에서 돌보는 일이다. 가족이 직접 간병하거나 간병인을 고용하지만 최근 간호간병통합 서비스가 시행되면서 간호사가 담당하기도 한다. 질환에 따라 돌봄 정도가 다른데 어떤 환자에게는 간병이 치료만큼 중요하기 때문에 옆에 보호자가 꼭 있어야 하는 경우도 있다.

　병원에서 이뤄지는 간병은 크게 1 대 1 개인 간병, 다인 간병, 간호간병통합 서비스 세 가지로 나누어진다. 1 대 1 개인 간병은 환자 1명에게 간병인 1명이 있는 형태로 집중적인 돌봄을 받을 수 있는 게 장점이다. 그러나 한 명이 간병인 한 명의 간병비를 모두 지불해야 하기에 경제적 부담이 크다.

다인 간병은 환자 여러 명에게 간병인 1명이 있는 형태로 간병인 비용을 절감할 수 있는 장점이 있다. 최소 2명에서 최대 7명까지 간병한다. 한 사람이 여러 명을 간병하는 만큼 집중적인 돌봄이 어려운 게 단점이다.

간호간병통합 서비스는 간호사나 간호조무사가 24시간 전문 간호·간병 서비스를 제공한다. 보호자나 간병인이 상주하지 않아도 되는 데다, 건강보험이 적용되어 간병비 부담을 줄여준다. 단점은 담당 간호사가 여러 명을 돌보다 보니 집중적인 돌봄은 어렵다.

간병을 하는 사람은 크게 둘로 나누어진다. 먼저 요양보호사는 장기요양등급을 받은 어르신을 돌볼 수 있다. 요양보호사는 240시간 이상의 정해진 교육시간을 이수한 후 자격 시험을 통과하고 국가자격증을 취득해야 활동할 수 있다. 노인복지법에 의해 지정된 교육기관에서만 자격증을 취득할 수 있고 요양원, 방문요양센터, 주야간보호센터와 같은 요양시설에서 노인장기요양등급을 받은 어르신을 돌본다. 의사 또는 간호사의 지시에 따라 의료행위를 할 수 있는 것이 특징이고, 근무는 출퇴근 형태로 한다.

간병인은 국가자격증이 없더라도 간병 활동을 할 수 있는 돌보미다.

민간 자격증을 취득할 수도 있고 보통 사단법인이나 학원에서 교육받는다. 장기요양등급을 받은 어르신부터 등급이 없는 일반 환자, 몸이 불편한 사람 등 병원, 요양소, 산후조리원 등에서 돌봄이 필요한 사람은 누구나 이용할 수 있다. 근무는 출퇴근 형태나 24시간 상주 돌봄이 있다.

간병 시간은 질환의 정도에 따라 짧은 시간만 돌봄이 필요할 수 있고, 종일 곁에서 돌봐야 하는 24시간 간병이 필요할 수 있다.

시간제 간병은 하루 중 돌봄이 집중적으로 필요한 시간만큼 진행하는 간병이다. 짧게는 1~3시간부터 길게는 12시간 이상이 있다. 가족이 돌볼 수도 있고, 가족이 돌볼 수 없는 시간에만 간병인이 와서 짧게 돌볼 수 있다.

24시간 간병은 하루 종일 돌봄이 필요한 어르신 곁에서 간병인이 상주하는 형태이다. 중증질환이거나 또는 혼자서 생활이 힘든 경우로 24시간 환자의 옆을 지킨다. 언제 어떤 일이 발생할지 모르기 때문에 응급상황에 대비하고, 밤에 화장실을 가는 등 매순간 돌봄을 제공한다.

병원에서 돌봄 서비스는 여러 가지 형태로 제공된다.

먼저 식사 보조는 식사 준비를 돕거나 입에 넣어준다. 질환에 따라 콧줄 식사 또는 뱃줄 식사를 하기도 한다. 투약 보조는 질환에 따라 시간에 맞춰 투약하도록 도와주는 것이다.

배설 보조는 화장실로 이동할 때 또는 뒤처리를 도와준다. 거동이 불편한 어르신은 침상에서 소변 주머니, 소변통 또는 기저귀 탈착용 시 도움을 받는다.

이동 보조는 옆에서 부축을 해주는 것이고 개인위생활동 보조는 목욕, 세수, 양치 등이 속한다. 혼자 움직이지 못하는 경우는 침대에서 위생관리를 해준다. 투병 중 무기력하거나 외로움을 느끼지 않도록 말동무가 돼주는 것도 중요한 일이다. 스스로 움직이지 못할 경우 욕창이 생기지 않도록 체위 변경도 해준다.

병원에서 돌봄 서비스를 이용하고 싶을 때 병원에서 가장 빠르게 간병인을 찾는 방법은 병원과 연계된 간병인 업체 또는 협회에 연락하는 것이다. 단점은 어떤 간병인이 올지 모르고, 병원과 연계만 되어 있지 병원에서 직접적으로 관리를 하는 것이 아니기에 책임을 물을 수 없다. 병원에서 외부 간병인을 쓰면 안 된다고 하는 경우도 있다. 하지만 간병인을 못 구할 경우 원무과 혹은 병동 간호사와 상의하여 외부 협회에서 섭외도 가능하다. 병원에 간호간병통합 병동이 있어서 이용할 수 있으면 별도로 간병 신청을 할 필요가 없다. 배정된 간호사 또는 간호조무사가 24시간 돌봐준다.

간병인 비용은 급여 항목에 포함되지 않아 개인이 모두 부담해야 한다. 비용은 간병인 업체, 협회에 따라 모두 다른데 한 달 평균 간병비는 약 240만원, 하루 간병비는 평일 기준 약 8만~13만원이다. 간호간병통합 서비스는 건강보험이 적용되어 환자 본인부담금이 20%로 하루 간병비 약 1만5000원, 한 달 간병비는 약 50만원 정도 든다.

병원 간병 이용 가이드

병원과 계약된 간병인 협회, 간병인 업체를 이용하려면 병원 원무과나 간호사에게 간병인을 어떻게 찾을 수 있는지 물어본다. 그러면 간병인 업체 리스트를 준다. 대부분 업체 또는 협회명과 전화번호, 간병비가 얼마인지 정도가 나와 있다. 병원과 계약한 곳이라 신뢰할 수 있지만 정확히 어떤 업체이고 배정되는 간병인이 누구인지는 알 수 없다.

외부 간병인 협회, 간병인 업체를 이용하는 방법도 있다. 지인 추천으로 찾는 경우도 있고, 최근에는 온라인에서도 다양한 간병인 매칭 서비스를 쉽게 이용할 수 있다. 병원과 직접 계약한 곳은 아니라도 검증된 간병인을 찾거나 조건에 알맞은 간병인을 찾을 수 있다. 온라인에서 '간병인 서비스' '간병인 신청' '간병인 찾기' '병원 간병인'과 같은 검색어를 입력하면 다양한 업체가 나오고 원하는 곳을 찾아 신청하면 된다.

간호간병통합 서비스는 서비스를 실시하는 병원에서 이용 가능하다. 국민건강보험공단 홈페이지에서 간호간병통합 서비스 병원 찾기를 이용해 가까운 병원을 찾을 수 있다. 그런데 현실적으로 병원에서 서비스를 제공하더라도 환자가 스스로 거동할 수 있어야 입원이 가능한 경우가 많다. 혼자 화장실에 가지 못하거나 식사를 할 수 없다면 서비스 이용이 어려울 확률이 크다. 간호간병통합 서비스를 제공하는 것으로 규정된 병동에서는 간병인을 따로 고용할 수 없고, 보호자 상주가 불가하다. 해당 병동 입원 시 병원에서 제공하는 입원 동의서를 작성하고, 불가피하게 보호자 상주가 필요하면 보호자 상주 요청서를 제출한 후 의료진의 판단을 거쳐야 한다.

병원에서 간병할 때 보호자에게 필요한 준비물은 아래와 같다.

- 슬리퍼: 화장실 또는 실내 공용
- 수건: 머리나 몸 닦을 때 사용
- 칫솔·치약, 비누, 세숫대야: 세안용
- 샴푸, 보디워시: 거동 가능 시 일반 샴푸와 보디워시, 거동이 힘들면 물 없이 씻는 샴푸, 보디워시 사용
- 옷걸이: 보호자 옷, 환우 외투를 거는 용도
- 물병, 빨대: 환우가 물을 마실 때 필요
- 메모장, 볼펜: 의사, 간호사의 말을 적어둠, 대체로 휴대폰 메모도 가능
- 수저, 수저통: 수저가 나오지 않는 경우나 식사 때 외에 수저가 필요할 경우 챙김
- 휴지, 물티슈, 위생장갑: 식사 후, 간단한 쓰레기 치울 때 등 사용
- 환자용 앞치마: 식사 시 착용
- 마스크: 전염 예방
- 기저귀: 거동이 불편해 기저귀를 차야 하면 어른용 기저귀 준비
- 비닐봉지: 기저귀 담을 용도 등으로 사용
- 휴대폰 충전기: 24시간 간병 시 필요
- 여분의 편한 옷, 양말, 속옷: 24시간 간병 시 착용

- 베개, 이불: 병실 온도에 따라 사용
- 욕창방지 매트리스: 일반 병실에는 없어서 오랫동안 누워 있을 때 사용
- 휠체어 방석: 휠체어 사용 시
- 목베개: 목을 가누지 못하는 환우일 경우 사용

간병인 보험 가입 여부

- 간병인이 만약의 사고를 대비한 간병인배상책임보험에 가입되어 있는가.
- 간병인 업체 또는 간병인 협회가 간병인배상책임보험에 대해 설명하는가.
- 문제가 발생할 경우, 보험 처리를 순조롭게 할 수 있도록 간병인 업체가 신경 쓰는가.

간병인 기본정보 확인

- 간병인을 신청하기 전에 간병인에 대한 기본정보를 확인할 수 있는가.
- 자격증 소지 여부를 알 수 있는가.
- 어르신께 성별이 중요하면 성별을 알 수 있는가.
- 이전의 돌봄 이력, 경력에 대해 확인할 수 있는가.
- 돌봄을 받은 다른 사람의 후기를 알 수 있는가.
- 코로나19 백신 접종 여부를 알 수 있는가.
- 병원 정책에 맞게 코로나19 검사를 적절한 시기에 했는가.

간병인 이용 정보 확인

- 어르신과 가족에게 돌봄이 필요한 기간에 서비스를 이용할 수 있는가.
- 약속시간에 지장이 없도록 간병인이 출근하기 적절한 거리에 거주하는가.
- 병원 상주 간병인을 찾는다면 필요한 기간 동안 무리 없이 돌봄을 할 수 있는가.
- 간병인 휴무일은 어떻게 되는가.
- 간병인 식사비, 식사 준비 여부는 어떻게 되는가.

간병 비용 체계 확인

- 현금 또는 카드 등 어떤 결제 수단을 이용할 수 있는가.
- 정해진 금액을 내는 정찰제, 비용을 입찰하는 입찰제 등 간병인 업체의 비용 체계가 이용에 적합한가.
- 선불제인가 후불제인가.
- 추가 비용이 드는 부분은 무엇인가.
- 간병인 식사비는 지불하는가.
- 간병비 소득공제가 되는가.
- 간병인이 웃돈을 받지 않는가.

자주 묻는 질문

Q. 간병인이 급히 필요한데 당일에 바로 찾을 수 있나요?

간병인 업체, 간병인 협회마다 가능한 간병인이 그때그때 다릅니다. 바로 가능할 수도 있지만 어려운 경우도 많기에 가급적 최소 2~3일 전에 미리 간병인을 찾으면 좋습니다.

Q. 남자 간병인도 있을까요?

전체 간병인 중에서 남자 간병인보다 여자 간병인의 수가 더 많습니다. 간병인 업체, 간병인 협회마다 남자 간병인의 수가 다르기에 궁금한 업체, 협회에 문의하는 게 좋습니다.

Q. 간병인을 중간에 교체할 수 있나요?

간병인과 환자가 서로 적응이 힘들면 대부분 업체, 협회에서 지정된 규칙에 따라 교체를 도와드립니다.

Q. 간병인에게 유급 휴무가 있나요?

간병인이 장기간 돌봄을 할 경우, 휴무가 없으면 돌봄을 제대로 하기 힘들 수 있습니다. 그래서 대부분 업체, 협회에서 규정한 규칙에 따라 유급 휴무를 제공합니다.

Q. 간병인 비용은 소득공제가 안 되나요?

대부분 간병인 업체, 간병인 협회가 중개업 형태로 현금 결제를 할 경우, 소득공제가 어려울 확률이 높습니다. 카드로 결제하면 소득공제가 가능합니다.

Q. 간병인에게 교통비를 제공해야 하나요?

대부분 간병비에 교통비가 포함되어 있어 제공하지 않아도 됩니다. 간혹 업체 규칙상 그렇지 않은 경우도 있기에 미리 물어보는 게 좋습니다.

Q. 병원에 항암 치료만 하러 가도 간병인의 동행이 가능한가요?

24시간 간병 서비스만 제공하는 곳이 아닌 시간제 서비스가 가능한 업체를 찾는 것을 추천드립니다. 또한 정기적으로 병원을 가셔야 하는 경우에는 병원 동행만을 전문적으로 하는 업체에 서비스를 받으셔도 좋습니다.

Q. 코로나19로 병원에서 단기 간병인을 찾기 힘든가요?

병원 출입 정책으로 인해 간병인이 출퇴근하는 형태보다 상주해서 장기로 머무는 근무 형태를 선호합니다. 그렇지만 간병인 업체, 협회에 따라 병원 단기 간병인을 찾을 수 있는 곳도 있습니다.

Q. 코로나19로 병원 출입이 어려운데 어르신의 상태를 알 수 있을까요?

간병인 업체, 간병인 협회에서 기본적으로 어르신 상태를 알려주는 곳도 있고, 그렇지 않은 곳도 있기에 원하는 정도에 따라 가셔야 합니다.

Q. 병원과 연계된 곳에서만 간병인을 찾아야 하나요?

꼭 병원과 연계된 곳에서 찾을 필요는 없습니다. 보호자 입장에서는 병원에서 알아보면 신뢰할 수 있다고 여길 수는 있습니다. 그러나 병원과 연계되었다고 해서 돌봄의 질이 더 좋다고 단정 지을 수는 없고, 어떤 간병인이 오는지에 따라 돌봄이 달라집니다.

Q. 응급실에서도 간병인을 부를 수 있나요?

대부분의 응급실에서 간병인이 곁에 있기 어려울 수 있습니다. 그러나 병원마다 지침이 다르기에 확인 후 요청할 수도 있습니다.

요양원

어떤 요양원이 좋은 곳일까? 선택부터 입소 절차까지

1. 요양원은 어떤 시설이고, 누구에게 적합한지 알아본다.
2. 요양원 입소 절차 및 이용 방법에 대해 파악한다.
3. 요양원 선택 노하우와 유의할 점을 배운다.

요양원이란?

아버님이 15년 전 왼쪽 뇌경색으로 쓰러지셨는데, 재활을 열심히 하셔서 비교적 잘 지내셨다. 그런데 작년 연말에 또 오른쪽 뇌경색으로 쓰러지셔서 요양병원에 모셨는데 더 이상 발전이 없는 상태가 되셨다. 요양병원에 입원해 있어도 치료를 통해 호전될 수 있는 것

이 없고, 간병인 비용까지 월 250여만원이 든다. 집에 모시기에는 계속 옆에서 돌봐줄 수 있는 보호자가 없어, 24시간 요양보호사가 상주하는 요양원으로 알아보려고 한다.

＃80세 아버님이 혼자 사신다. 식사도 잘 안 챙겨 드시고 점점 거동이 불편해져서 혼자 이동하다가 넘어지지 않으실까 걱정이 된다. 매일 TV를 보는 것 외에는 다른 활동을 하는 것이 없어 우울증 초기 증상을 보인다. 식사도 제때 챙겨 드실 수 있고, 같은 또래의 친구와 함께 다양한 활동을 할 수 있는 요양원 입소를 알아보려고 한다.

요양원은 65세 이상의 노인 또는 65세 미만의 노인성 질환을 가진 어르신 중 장기요양등급에서 시설등급을 받은 분들이 입소하는 곳이다. '요양원'이기에 요양보호사가 매일 상주하고 있다.

요양원과 요양병원의 차이는 '상주 인력'에 있다. 의사가 상주하는 곳은 요양병원이고, 요양보호사가 상주하고 있는 곳은 요양원이라고 보면 된다.

요양원은 노인성 질환을 가진 어르신들을 장기적으로 돌보고 편안한 생활을 영위할 수 있도록 돕는 데 목표가 있다. 국민건강보험공단(국가)에서 80% 이상 비용지원을 받기에 노인장기요양등급 중 1등급 또는 2등급 판정을 받거나 3~5등급 판정을 받은 경우 시설등급으로 재판정을 받으면 입소할 수 있다.

지역별 노인요양시설(요양원) 현황

지역	기관수
서울특별시	214
경기도	136
세종특별자치시	11
대전광역시	91
인천광역시	331
부산광역시	94
대구광역시	126
울산광역시	36
전라북도	173
전라남도	226
광주광역시	79
강원도	219
충청남도	219
충청북도	207
경상북도	293
경상남도	195
제주특별자치도	58

*2021년 4월 30일 기준

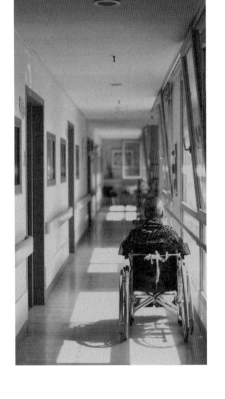

요양원에서는 어르신의 상황과 여건에 따라 다양한 돌봄 서비스를 받을 수 있으며, 어르신에 따라 제공되는 종류가 조금씩 다르다.

돌봄 서비스에는 생활지원 서비스, 기능유지 및 증진 서비스, 여가 및 정서 서비스, 가족 지지 및 특화 서비스가 있다.

'생활지원 서비스'는 크게 일상지원, 신체지원, 영양급식지원 3가지로 구분된다.

일상지원은 위생 관리, 세탁물 관리, 실내환경 관리, 각종 기록 관리, 쓰레기 배출, 안전 관리 등의 서비스이다. 신체지원은 세안 및 손발 씻기, 이미용 관리, 구강위생 관리, 두발 관리, 회음부 관리, 목욕 관리, 배설 관리, 식사보조, 옷 갈아입히기, 체위 변경, 수면 관리, 이동보조 등의 서비스를 지원한다. 영양급식지원은 식이제공, 간식제공, 식이평가, 위생관리 등의 서비스를 말한다.

'기능유지 및 증진 서비스'는 크게 건강증진 서비스, 기능회복 서비스, 인지향상 서비스로 구분된다.

건강증진 서비스는 건강사정 및 상담, 배설간호, 통증간호, 영양간호, 예방간호, 진료연계, 투약관리, 피부간호, 호흡간호, 촉탁의 진료, 응급지원, 임종간호 등이다. 기능회복 서비스는 온열치료, 전기자극치료, 운동치료, 마사지, 작업치료, 기능회복훈련 등이 있다. 인지향상 서비스는 노인놀이치료, 원예치료, 음악치료, 다감각중재치료 등 인지 기능을 도와주기 위한 서비스이다.

'여가 및 정서 서비스'는 크게 여가지원과 정서지원으로 구분된다. 여가지원은 나들이 및 산책, 취미활동, 생신잔치, 요리교실, 미용활동, 실버체조, 지역사회행사 참여, 방송시청 등을 하도록 도움을 준다. 정서지원은 두피 마사지, 말벗, 아로마 요법, 일광욕, 족욕 및 발마사지, 종교활동, 특별행사 등이 있다.

'가족지지 및 특화 서비스'는 가족지원, 특화지원, 임종지원 서비스로 구분되는데 가족지원은 개인별 상담, 가족상담 및 간담회, 가족초청행사, 가정통신, 만족도 조사 등을 지원한다. 특화지원은 노노케어, 운동회, 비약물요법 등으로 요양원별로 다르기 때문에 어르신의 상황에 맞는 요양원을 선택하는 것이 바람직하다.

전국 요양원의 평균 입소비용은 2021년을 기준으로 연 평균 840만원으로 월 평균 70만~80만원 선이다. 요양원은 장기요양등급에 따른 월 본인부담금과 식대 등 비급여 본인부담금을 합한 금액을 요양원에 내야 한다. 참고로 어르신 1명이 한 해 동안 요양원에 지출한 총비용(공단 부담+본인부담)은 2021년 기준 평균 2761만원이다.

일반 입소의 경우, 이용비의 80%는 정부지원, 20%는 본인 부담이다. 식비 및 상급침실료, 특별식, 이미용비에 해당하는 비급여 항목은 100% 본인 부담이다.

요양원의 침실은 대부분 3~6인(평균 4인)의 다인실로 구성되어 있다. 1실당 인원수는 요양원마다 다르다. 요양원별로 1~2인실의 상급침실을 제공하는 곳이 있으며 일 평균 1만~5만원의 추가비용이 발생한다.

기초생활수급자의 경우, 요양원 이용비의 100%를 정부에서 부담하고 있으며, 식비는 각 지자체에서 부담하고 있어 본인 부담은 0%이다. 기초생활수급자 어르신들께 지급되는 '생계급여' 대신 입소비용의 20%에 해당하는 본인 부담금을 지원하는 셈이다. 다만, 상급침실료, 특별식, 이미용비에 해당하는 비급여 항목은 100% 본인 부담이다.

요양원에 상주하는 의료인은 요양보호사, 사회복지사, 간호(조무)사, 물리치료사, 의사(촉탁의)가 있다. 요양보호사는 어르신 2.5명당 1명, 사회복지사는 어르신 30명 미만 10인 이상인 시설의 경우 1명(어르신 100명 초과 시 1인 추가), 간호사는 어르신 30명 미만 10인 이상인 시설의 경우 1명(어르신 25명당 1인 추가), 물리치료사는 어르신 100명 이상인 시설의 경우 1명, 의사는 어르신 10명 이상인 시설의 경우 1명 의무 배치가 원칙이다.

요양원 입소를 고려할 대상은 고령으로 일상생활에서 타인의 도움 없이 생활이 어려운 경우, 치매, 중풍 등 노인성 질환으로 전문가의 보호가 필요한 경우, 치매 등의 질환으로 인한 수급자의 문제행동으로 가족의 수발부담이 큰 경우, 와상 또는 기타 질환으로 보호자 돌봄이 필요한 경우, 질병관리나 건강유지상 신체삽입관이나 튜브 등의 관리가 필요한 경우, 의료기관 퇴원 후 지속적인 간호와 요양이 필요하나 가정 돌봄이 어려운 경우, 호스피스 간호가 필요한 경우, 병원에서 더 이상 치료가 어려운 경우, 가정에서 돌보기 어려운 장·단기 환우, 가족 형편상 부득이한 사유로 보호자의 부양이 필요한 경우, 사고·질병 등으로 보살핌이 필요한 경우 등이 해당하며, 정신질환이나 전염성질환을 앓고 계신 분은 입소 대상에서 제외된다.

요양원 입소 가이드

　요양원의 입소 기준은 노인장기요양보험법에 따라 시설입소 대상으로 결정된 65세 이상자 또는 65세 미만자 중 국민건강보험공단의 시설입소 요양등급(1~2등급) 판정을 받은 자로, 노인성 질환자, 병원 퇴원 후 전문적인 요양이 필요한 자, 일상생활에서 타인의 도움 없이 생활이 어려워 돌봄이 필요한 경우이다. 그 외 망각, 환각, 기분의 장애 등 중대한 제약이 있는 사람으로 조현병(사고의 장애, 망상·환각, 현실과의 괴리감, 기이한 행동 등의 증상을 보이는 정신질환) 등과 같은 정신질환자나 결핵, VRE(반코마이신에 내성인 장알균이 일으킨 감염 질환) 등과 같은 전염성질환자는 요양원에 입소할 수 없다.

　입소 절차는 입소 상담(전화·방문) ⇨ 시설 내방 ⇨ 입소서류 전달 ⇨ 어르신 건강 상담 ⇨ 입소 계약 및 입소 순으로 진행된다.

　요양원에 입소할 때는 다음 서류가 필요하고, 시설에 따라 필요서류가 조금씩 다르다.

- 장기요양인정서
- 개인별 장기요양 이용계획서
- 의료기관 진단서 또는 의사소견서, 복용 중인 약 처방전
- 입소 어르신과 가족의 주민등록등본(어르신과 가족이 같이 기재된 경우 1부)
- 가족관계증명서

- 어르신 및 보호자 신분증
- 감염병 건강진단서(결핵 필수, 전염성질환 유·무 확인서)
- 연계기록서(타 시설 이용했을 경우)
- 코로나19 검사 확인서

입소 시 필요한 물품은 계절별 옷 최소 3벌, 속옷 최소 3벌(잠옷 포함), 물병, 실내화, 운동화, 양말, 빨대컵, 복용약(소화제·영양제), 각종 세면도구가 있다. 물티슈와 각티슈, 필요에 따라 에어매트, 이동변기, 휠체어, 보장구, 요실금 팬티 등이 필요할 수도 있다. 칼, 가위, 라이터 등과 같은 위험한 소지품은 반입이 금지되어 있다.

요양원의 입소 기간은 자유롭다. 보통 입소 후 1년 단위로 계약 연장이 진행되고 있다. 그런데 입소자의 사망, 비용을 납부하지 않아 연체되었을 때, 법정전염병 또는 보균자로 판명되었을 때, 타 입소자들의 생활에 막대한 지장을 줄 경우에는 계약 해지를 진행할 수 있다.

요양원 선택 가이드

요양원을 알아볼 때, 가장 기본적으로 확인할 것은 국민건강보험공단에서 평가한 등급을 보는 것이다. 국가에서 운영하는 국민건강보험공단은 3년에 한 번씩 전국의 요양원을 심사해 평가하고 그 결과를 공개해, 수급자나 가족들이 요양원을 선택하는 데 도움이 될 수 있도록 등급 평가 결과를 국민에게 제공한다. 평가 항목은 기관운영, 환경 및 안전, 수급자 권리보장, 급여제공 과정, 급여제공 결과 5가지이다. 종합 결과 점수에 따라 A~E등급, 등급 제외로 나뉘니 국민건강보험공단 홈페이지에서 궁금한 요양원의 평가 등급 점수를 확인할 수 있다.

그리고 요양원을 선택했다면 해당 요양원의 의료진 수가 얼마나 되는지 미리 확인하는 것이 필요하다. 요양원은 노인장기요양보험법에 따라 시설당 사회복지사 1명, 어르신 2.5명당 사회복지사 1명이 있어야 한다. 특히 입소 정원에 비해 요양보호사 수가 법정 수준에 미치지 않는다면 제대로 된 케어가 어렵다고 볼 수 있다.

요양원 선택 때 필수 체크포인트

- 직원들이 어르신들을 존중하고, 친절하게 잘 대하는가.
- 요양원에 들어갔을 때 냄새가 나진 않는가, 환기는 잘 되는가, 채광은 잘 들어오는가.
- 식당 및 기타 공용 공간이 밝고 명랑하고 즐거운가.
- 거주 환경으로서 방에 들어갔을 때 환기가 잘 되는가, 냉난방 시설은 잘 되는가.
- 어르신 개인 용품을 보관할 수 있는 공간이 충분한가.
- 안전손잡이 및 응급호출벨이 시설 내 곳곳에 있는가.
- 요양원 내 안전하고 접근 가능한 산책로, 휴식 공간 등이 잘 갖춰졌는가.
- 어르신과 가족을 위한 공간이 마련되어 있는가.

- 보호자 거주지와 거리가 멀진 않은가.
- 어르신에게 제공되는 음식이 맛있는가, 영양가가 있는가, 간식이 제공되는가.
- 시설 내 화재 경보기와 살수기와 같은 안전 장치가 마련되어 있는가.

요양원 평가 등급

- A등급: 평가점수 90점 이상, 대분류영역 각 70점 이상인 기관
- B등급: 평가점수 80점 이상, 대분류영역 각 60점 이상인 기관
- C등급: 평가점수 70점 이상, 대분류영역 각 50점 이상인 기관
- D등급: 평가점수 60점 이상, 대분류영역 각 40점 이상인 기관
- E등급: D등급 기준을 충족하지 못하는 장기요양기관
- 등급외: 신설, 폐업, 휴업(업무정지), 평가 및 자료제출 거부, 수급자가 없는 경우, 기타 평가불가 사유인 경우

노인장기요양보험법에 따른 인력·프로그램 체크포인트

- 24시간 어르신을 돌봄하기 위해 어르신 1명 대비 사회복지사, 요양보호사 수가 적절한가.
- 필수 인력 외 다른 의료 인력이 있는가.
- 무료하지 않은 일상생활을 영위할 수 있도록 도움되는 복지 프로그램이 있는가.

- 잔존 능력 유지·활용을 위한 재활 프로그램이 있는가.
- 어르신에게 적합한 프로그램이 있는가.
- 어르신들이 프로그램에 참여할 수 있도록 격려하는지, 프로그램 운영 체계가 갖춰져 있는가.
- 하루 동안 시간을 어떻게 보내는가.
- 요양원과 제휴되어 있는 병원이 있는가, 병원 내원 일정이 있으면 병원 진료 동행이 가능한가.
- 처방약은 어떻게 제공되고, 약물의 사용이 어떻게 모니터링되는가.

환자의 권리 및 사생활 보장 확인

- 어르신들이 원할 때 나가도록 허용되는가.
- 목욕은 얼마나 자주 진행되는가, 목욕 공간에서 사생활 보호가 잘 진행되는가.
- 도난 또는 분실 귀중품에 대한 요양원의 정책은 무엇인가.
- 응급상황이 생길 때 연락체계는 어떻게 돼 있는가.

자주 묻는 질문

Q. 거주지 외 지역의 요양시설에 입소하여 급여를 받을 수 있나요?

거주지 외 지역의 요양시설에 입소해도 급여를 받을 수 있습니다.

거주지 근처에 있는 시설의 입소정원에 여유가 없거나, 수급자가 원하는 장기요양기관이 다른 지역에 있는 경우 수급자가 원하는 지역에서 급여를 받을 수 있습니다.

Q. 요양원과 요양병원의 차이가 무엇인가요?

구분	요양병원	요양원
관련법	의료법 · 국민건강보험법	노인복지법 · 노인장기요양보험법
입원대상	제한없음	1. 만 65세 이상이며 노인장기요양등급 2등급 이상의 판정을 받은 환우(예외: 3~5등급 환우 중 요양등급판정 위원회로부터 시설급여(요양원)를 인정받은 환우 이용 가능) 2. 65세 미만 중 노인장기요양보험법에서 정한 노인성 질병(루게릭병은 해당되지 않음)에 해당하면서, 위 기준을 만족하는 환우(세부내용: 장기요양급여 제공기준 및 급여비용 산정방법 등에 관한 고시 참고)
주요 필수 근무자	의사, 간호사(간호조무사), 치료사, 사회복지사, 영양사(외주 가능), 조리사 등	사회복지사, 간호사(간호조무사), 요양보호사, 입원 인원에 따라 치료사, 영양사(외주 가능)
주요 서비스	재활, 치료, 간호, 간병	간병, 돌봄
주요 서비스 제공자	의사, 간호사(간호조무사), 치료사 등 *대부분 간호사보다 간호조무사가 많음	사회복지사, 요양보호사 등
서비스 이용절차	의사의 진료를 통해 입원 결정	1. 장기요양등급판정 (등급판정 신청⇨현장심사⇨요양등급판정위원회 심의) 2. 등급 확정(1~5급 판정) 3. 요양원 입원 상담 4. 요양원 서비스 계약 5. 요양원 입원
입원실	1. 대부분 1인, 2인, 4인, 6인실로 구성 2. 4인실까지는 상급병실 요금이 없어서 보험 적용이 되지만 상급병실(1인실, 2인실)은 병원별 요금 차등	1. 대부분 1인, 2인, 4인, 6인실로 구성 2. 상급침실(1인실, 2인실) 요금은 월 30만~60만원 추가비용 부담)

월 비용 (입원) 본인 부담금	1. 개인별 의사 처방 및 의료적 처치 등에 따라 다르며, 월평균 본인부담금은 약 40만~80만원 정도 2. 루게릭병은 의료비 산정특례 대상으로 비급여 치료 항목 100%와 급여항목 본인부담금의 10%만 본인이 부담하게 됨	1. 장기요양등급 및 의료급여 수준에 따라 약 45만~75만원 내외(식비 포함) 2. 경관유동식 등을 이용할 시 별도 추가비용 발생
간병비	1. 개인 부담 100% 2. 공동 간병 6인실 기준 1인 약 90만원 이상 3. 2인실 이상은 공동 간병 불가 4. 개인별 간병 비용은 24시간 간병 시 최소 250만원 이상까지 인원수 대비 매우 큰 차이를 보임 *참고: 요양병원에서 간병을 위해 요양보호사를 둔 환우가 노인장기요양 등급 판정을 받은 경우, 간병 비용의 일부를 노인장기요양보험공단으로부터 병원으로 지급이 가능함. 하지만 대부분의 요양병원에서는 간병인 인력관리 및 장기요양 청구절차 업무의 번거로움 등으로 인해 간병인을 직접 채용하여 관리하지 않고 있음.	개인부담 없음 (요양원은 개인 간병을 따로 둘 수 없음)

요양병원

치매 환자? 고관절 수술 후 재활? 어떤 요양병원이 좋을까

1. 요양병원은 어떤 시설이고, 누구에게 적합한지 알아본다.
2. 요양병원 입원 절차 및 이용 방법에 대해 파악한다.
3. 요양병원 선택 노하우, 유의할 점을 배운다.

요양병원이란?

서울에 사는 A씨(80대 남성)는 거동이 어려우나 중증치매는 아니다. A씨 자녀들은 집에서 간병하기 어렵고 의사의 주기적인 진단이 필요해 요양병원을 알아보고 있다. 정기적인 피검사를 해야 하고, 필요 시 수혈이 가능해야 한다. 거동 도움도 받고 재활치료를 받

으면 회복에 도움이 될 것 같아 재활중심 병원을 찾고 있다. 장소는 서울 인근 지역에 있어 면회하기 좋은 곳이면 좋겠다. 입원은 약 6개월 정도 예상하는데 어떤 요양병원이 좋은지 몰라 건강보험심사평가원의 평가등급이 1등급인 곳을 중점적으로 보고 있다.

경기도 평택에 사는 B씨(70대 여성)는 고관절 골절로 수술을 했다. 급성기 때 병원에서 치료받은 후 회복기에 접어들며 집중치료가 필요해 간호 간병이 이뤄지는 요양병원을 찾고 있다. 치매나 섬망과 같은 증상은 없고, 고관절 치료만 하면 된다. 요양병원에서 개인 병실을 쓰려고 하며 개인 간병인도 찾고 있다. 의사 진단에 따르면 약 5개월 입원이 필요하다고 한다. 그때 상태에 따라 퇴원을 하든지 입원을 계속 하든지 결정하려고 한다.

요양병원은 병원 기능과 요양 기능이 복합적으로 갖춰진 곳이다. 요양원과 가장 큰 차이점은 병원이기 때문에 의사가 상주를 하고 진료를 한다. 즉 의사가 상주하면 요양병원이고 그렇지 않으면 요양원이라고 보면 된다.

요양병원이 일반 병원과 다른 점이라면 고혈압, 당뇨 등 만성 질환자를 장기적으로 돌보고 치료하는 데 목적이 있다. 입원에 특별한 제한 요건은 없다. 치매·중풍 등의 노인성 질환으로 재활·장기 요양 및 간병 서비스가 필요한 경우, 노인성 질환으로 입원 요양이 필요한 경우, 신경외

과나 정형외과 수술 이후 장·단기 회복기에 요양이 필요한 경우, 화상이나 3단계 이상의 심한 욕창이 있는 경우, 집중치료가 필요한 감염 상처가 있는 경우, 인공호흡기나 기관 삽관 상태, 혼수상태인 경우가 요양병원 입원 대상이다.

요양병원에는 4가지 종류가 있다. 환자의 상태, 조건에 따라 자신에게 맞는 병원을 선택하는 것이 좋다.

첫째는 복합기능형 병원으로 치매 등 만성 질환으로 장기 치료를 하거나 노쇠, 인지기능이 저하되어 보조가 필요한 어르신에게 의료, 요양 서비스를 제공한다. 요양병원 중 가장 많은 형태이다. 인지활동, 작업치료, 문화활동 등 돌봄 서비스가 제공되는데 병원마다 프로그램은 각각 다르다.

둘째는 재활중심 병원이다. 장기 치료보다는 재활 치료에 중점을 두고 있다. 장애를 극복하고 가정과 사회로 복귀하도록 돕는 형태의 병원이다. 물리치료, 도수치료, 언어치료, 운동치료, 통증치료 등 돌봄 서비스도 재활에 초점이 맞춰져 있다.

셋째는 중증과 아급성기 치료중심 병원이다. 급성기 때 병원에서 치료받은 후 회복기에 치료가 필요하거나 지속적으로 인공호흡기 치료 등이 필요한 중증 환우를 위한 병원이다. 중환자 투석, 집중치료, 인공호흡기 치료 등 병원마다 제공하는 서비스는 다르다.

넷째는 호스피스 완화의료 중심 병원이다. 생명을 위협하는 질환에 걸린 환자의 고통을 줄여주고 삶의 질을 높이는 것이 목표이다. 통증 및 신체적 돌봄에서 임종까지 도와준다.

요양병원을 선택할 때는 필수 체크 사항들이 있다. 장기요양등급과 상관없이 입원이 가능한지, 믿을 수 있는 의료 서비스를 제공하는지, 환경은 쾌적한지, 다양한 치료 프로그램을 제공하는지, 의료진과 안전에 대한 보건복지부 인증 병원인지 등을 꼼꼼히 따져봐야 한다.

요양병원의 상주 의료 인력은 입원환자 40인마다 의사 1인, 입원환자 6인당 간호사 1인이 있어야 한다. 간호조무사는 간호사 정원의 3분의2 이내여야 하고 이 밖에 사회복지사, 물리치료사 등이 있어야 한다.

병실은 대부분 2~7인까지 다인실로 구성되어 있다. 1실당 인원수와 1인실 여부는 병원마다 다르다. 비용도 환자의 질병, 상태에 따라 다르다.

요양병원 입원을 고려할 대상

- 화상이나 3단계 이상의 심한 욕창이 있을 경우
- 집중치료가 필요한 감염 상처가 있을 경우
- 자주 흡인하거나 인공호흡기 의존, 기관 삽관 상태, 혼수 상태인 경우
- 전염성 질환이나 신체적·정신적 문제를 동반하여 포괄적 진료가 필요한 경우
- 술 또는 약물을 남용한 경우

- 혈관주사제가 필요한 경우
- 경관 급식, 외과적 수술 또는 상해 후 회복 기간에 있는 경우
- 노인성 만성 질환이 있는 경우
- 일상생활 수행능력이 떨어져 간병인, 요양보호사가 없거나 방문 서비스만으로 부족한 경우
- 요양병원에 입소할 기준이 안 되지만 병원을 선호하는 환자
- 치매로 행동 및 정신 증상이 심하거나 치매로 오인된 섬망 환자로 주변 사람에게 위해를 가할 우려가 있는 경우

요양병원 입원에는 일반 입원과 선택 입원 두 가지가 있다. 일반 입원은 입원비의 20%를 본인이 부담하고 80%는 정부에서 지원받는다. 간병비는 본인이 100% 부담, 식비는 본인이 50%를 부담한다. 이 밖에 영양제, 구급차 이용, 진료비, 약제비 외 개인소모품은 비급여로 본인이 100% 부담한다.

둘째는 선택 입원이다. 선택 입원군은 의료 최고도 내지 경도에 속하지 않는 환자 중의학적으로 입원 필요성은 낮으나 일부 입원은 보장될 필요가 있다고 보는 경우이다. 입원비의 40%를 본인이 부담하고 60%는 정부에서 지원받는다. 나머지는 일반 입원과 동일하게 간병비 본인 100% 부담, 식비 본인 50%를 부담한다. 영양제, 구급차 이용, 진료비, 약제비 외 개인소모품은 비급여로 본인 100% 부담이다.

일반 입원의 경우

입원비	간병비	식비	비급여
본인 부담 20% 정부 지원 80%	본인 부담 100%	본인 부담 50%	영양제, 구급차 이용, 진료비, 약제비 외 개인소모품 본인 부담 100%

선택 입원군의 경우

입원비	간병비	식비	비급여
본인 부담 40% 정부 지원 60%	본인 부담 100%	본인 부담 50%	영양제, 구급차 이용, 진료비, 약제비 외 개인소모품 본인 부담 100%

2018년 기준으로 요양병원 평균 본인부담금 총진료비는 한 해 동안 1명당 평균 698만원이다. 공단부담금까지 합한 총진료비는 평균 3552만원이다.

요양병원에서 드는 비용은 일당정액수가제로 계산된다. 환자의 질병, 상태 등에 따라 5개군〈표 참조〉으로 분류하고, 머무는 기간에 따라 1일당 '정액' 비용이 계산된다. 선택 입원군인지 아닌지에 대한 환자 분류는 의사가 판정한다.

1일당 정액 비용이 계산되면 의사와 간호 인력 수준에 대한 준비에 따라 '인력 가산' 비용이 추가된다. 환자군에 따른 정액제로만 운영하면 의료 서비스의 질이 떨어질 수 있기에 준비가 더 잘된 곳에 따라 차등으로 수가를 받고, 병원이 입원비나 치료비에 대해 할인하는 문제가 생기지 않도록 하는 것이 목적이다. 일당정액수가가 정해지고 나서 CT, 투석, 전문 재활, 식대 등 환자에 따라 추가 비용을 청구할 수 있다. 이 모든 걸 직접 계산하려면 복잡할 수 있으니 병원에서 계산해주는 비용을 지불하면 되고, 대신 일당정액수가표를 따로 출력해 꼼꼼하게 점검해 보는 것이 좋다.

5개 환자 분류군

분류	환자 상태
의료최고도	혼수상태, 인공호흡기가 상시 필요한 환자 등
의료고도	심한 사지마비, 심한 욕창, 심한 화상 환자 등
의료중도	중등도 사지마비, 중등도 욕창, 수술 창상 치료 등 망상, 환각 등으로 약물 치료가 필요한 정도의 중증치매 환자, 마약성 진통제 등의 투여가 필요한 암환자
의료경도	치매 진단을 받은 후 관련 약제 투여가 이루어지는 경증치매, 일정 수준의 전문 재활치료료를 받는 환자 등
선택입원군	의료 최고도 내지 경도에 속하지 않는 환자 중 의학적으로 입원 필요성은 낮으나 일부 입원은 보장될 필요가 있다고 보는 환자

요양병원 입원 수가구조

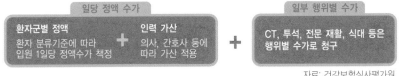

자료: 건강보험심사평가원

요양병원 입원 가이드

요양병원 입원 기준에 특별히 제한은 없으나 의료법에 따라 노인성 질환자, 만성 질환자, 외과적 수술 또는 상해 후 회복 기간에 있는 사람

등 장기 치료나 요양이 필요한 경우이다. 정신질환자 중 노인성 치매도 입원 대상이 된다. 그 외 망상, 환각, 기분의 장애 등 혼자 일상생활을 하는 데 있어 중대한 제약이 있는 사람으로 조현병 등과 같은 정신질환자는 요양병원에 입원할 수 없다.

입원은 병원에 상담을 한 후 입원 수속, 병실 배정, 입원 검사, 입원 완료 순으로 진행된다.

입원 시 필요한 서류는 건강보험증 또는 의료급여증, 환자 및 보호자 신분증, 의사소견서, 진단서, 진료의뢰서(의료급여 환자라면 의료급여의뢰서), 최근 검사 결과지(MRI·CT·X-ray 사본 등), 투약 기록지이다.

입원 시 개인별로 필요한 준비물은 조금씩 다르나 공통적으로 다음과 같은 것들이 필요하다.

- 신분증
- 기본 세면도구: 칫솔, 치약, 양치컵, 양치그릇, 수건, 샴푸, 보디클렌저, 보디로션
- 생활도구: 물티슈, 물병, 물컵, 곽화장지(티슈), 물휴지, 일회용 비닐장갑, 실내화
- 식사 보조 시 앞치마
- 속옷, 양말 등 의복
- 전기면도기(남), 필요 시 소변기 또는 이동변기
- 개인 기저귀 사용 시 준비

- 욕창방지 매트리스 필요 시 준비
- 칼, 가위 등 위험한 소지품 금지

요양병원 입원 기간은 자유롭다. 그런데 장기입원과 질병 치료가 아닌 생활, 요양을 위해 병원에 입원하는 경우가 늘어 문제가 되고 있다. 보건복지부에서는 181일 이상 입원부터 입원료 체감제를 시행하고 있다. 181~270일은 입원료에서 5% 감산, 1일당 약 1010원이 차감된다. 271~360일은 입원료에서 10% 감산, 1일당 약 2020원이 차감된다. 361일 이후부터는 입원료에서 15% 감산하고 1일당 약 3030원이 차감된다.

입원료 체감제

~180일	181~270일	271~360일	361일~
미감산	5% 감산	10% 감산	15% 감산
	1일당 약 1010원	1일당 약 2020원	1일당 약 3030원

요양병원에 입원할 경우, 공동생활을 하는 공간이기에 유의사항이 있다. 병실에서는 화재의 위험성 때문에 전열기를 사용하지 않아야 한다. 흡연, 음주, 소란 등 위험한 행동은 금지한다. 현금이나 귀중품 등 도난 우려가 있는 물건은 가져오지 않는다. 급히 간호사의 도움이 필요할 경우 호출 버튼을 눌러 도움을 요청한다. 외출이나 외박이 필요할 경우에는 담당의사에게 허락을 받는다. 코로나19 사태가 장기화하며 면회에 제약이 생겨 가족은 최근에 내려진 면회지침을 참고해 수칙을 따른다.

요양병원 선택 가이드

요양병원을 알아볼 때, 가장 먼저 확인할 것은 건강보험심사평가원에서 평가한 등급을 보는 것이다. 국가에서 운영하는 건강보험심사평가원은 요양병원 수가 늘면서 합리적인 병원 선택을 할 수 있도록 매년 평가 등급 결과를 국민에게 제공한다. 평가 내용은 요양병원 인력이 적절한지를 보는 구조부문, 전문가 의견을 바탕으로 요양병원에서 제공하는 의료서비스를 평가한 진료부문, 두 가지이다. 종합결과 점수에 따라 1~5등급, 등급 제외로 나뉘니 건강보험심사평가원 홈페이지에서 궁금한 요양병원의 등급 점수를 확인할 수 있다.

평가등급	내용
1등급	종합결과가 82점 이상인 기관
2등급	종합결과가 74점 이상~82점 미만인 기관
3등급	종합결과가 66점 이상~74점 미만인 기관
4등급	종합결과가 58점 이상~66점 미만인 기관
5등급	종합결과가 58점 미만인 기관
등급 제외	구조부문은 휴업 등으로 입원료 차등제를 미신고한 경우 진료부문은 지표 개수가 7개 미만인 경우

요양병원 시설과 환경 체크 포인트

- 병원에 들어갔을 때 냄새가 나지 않고, 환기는 잘 되는가, 조명의 밝기는 적절한가.

- 직원이 친절하고, 어르신에게 잘 대하는가.
- 환우를 위해 독립된 공간, 식당, 휴게실 등 편의시설이 잘 갖춰졌는가.
- 병실에 문턱이 없고 병상과 욕실에 응급호출벨이 있는가.
- 거주 환경으로서 병실에 들어갔을 때 환기가 잘 되는가, 난방은 잘 되는가.
- 안전손잡이가 시설 내 곳곳에 있는가.
- 욕실, 화장실에 미끄럼방지 시설이 되어 있고, 온수가 제대로 나오는가.
- 병원 내 산책로, 휴식공간 등이 잘 갖춰졌는가.
- 환우와 환우 가족을 위한 공간이 마련되어 있는가.
- 보호자 거주지와 거리가 멀진 않은가.
- 응급상황 대처가 잘되는 곳인가?
- 응급상황에 대비해 산소 공급 장비나 흡입기가 갖춰졌는가.
- 심장 기능을 감시하는 심전도 모니터, 혈중 산소 수치를 확인하는 감시 장치를 갖췄는가.
- 당직의사가 있는 요양병원인가.
- 요양병원 근처 대형 종합병원과 잘 연계가 된 시스템인가.
- 10분 이내에 대학병원, 종합병원으로 옮길 수 있는 거리인가.

자주 묻는 질문

Q. 장기요양등급이 있으면 요양병원에서 혜택을 받을 수 있나요?

요양병원 입원은 장기요양등급과 관련이 없어 혜택을 받을 수 없습니다. 요양병원은 국민건강보험 적용을 받고, 일반 건강보험과 의료보호에 따라 혜택을 받습니다.

Q. 요양병원에 입원하고 있으면 장기요양등급을 받을 수 없나요?

입원 중에 신청할 수 있고, 의료보험공단으로부터 확인 절차 등을 거쳐 동일하게 적용받을 수 있습니다.

Q. 비급여는 무엇이고 병원마다 비급여 항목의 금액이 다른 이유는 무엇인가요?

비급여는 건강보험이 적용되지 않은 항목을 말합니다. 병원이 자체적으로 비용을 정하며 환자는 그 비용 전액을 부담해야 합니다. 상급병실료, 예방접종, 간병비 등이 해당됩니다. 비급여는 병원이 정하기에 병원마다 비용이 다를 수 있습니다. 비급여 항목 비용은 병원 홈페이지 등에 고지하도록 정하고 있습니다.

Q. 간병비가 보험 적용이 안 되는 이유는 무엇인가요?

간병인은 간호, 간호보조 업무와 다르게 식사 보조, 이동 보조 등 병상생활을 돕는 형태라 환자 또는 환자의 보호자와 사적 계약 관계를 맺어 이용합니다. 따라서 건강보험에 해당되지 않습니다.

Q. 본인부담금 상한제 혜택을 받을 수 있나요?

본인부담금 상한제란 어르신의 소득과 입원 일수에 따라 최소 81만원에서 최대 582만원까지(2020년 기준) 책정되는데 자신의 상한제 금액을 초과하면 공단에서 초과한 금액을 요양병원에 청구해 돌려주는 제도입니다. 간병비, 비급여를 제외한 진료비에 대해 적용됩니다.

예를 들어 어느 어르신의 요양병원 한 해 진료비가 800만원이라고 했을 때 소득이 적어 상한제가 81만원으로 책정됐습니다. 어르신은 81만원만 부담하면 되고, 800만원에서 81만원을 뺀 719만원은 요양병원이 공단으로부터 상환받아 수령합니다. 결국 어르신은 81만원만 최종적으로 부담하면 됩니다.

매년 8월경에 개인별로 본인부담 상한액이 확정되기에 자신의 상한액이 궁금하면 국민건강보험공단 홈페이지나 고객센터(1577-1000)로 연락해 알 수 있습니다.

Q. 생활보호대상자는 무료 입원이 가능한가요?

모든 비용에 대해 무료 입원은 불가능하며 기초생활수급자(1종·2종)에 따라 비급여 품목이나 식대 등이 발생할 수 있습니다.

실버타운

건강하고 여유로운 노후… 이런 곳에서 살고 싶다고

1. 실버타운은 어떤 형태이고, 누구에게 적합한지 알아본다.
2. 실버타운 입소 절차 및 특이사항을 확인한다.
3. 실버타운 선택 노하우, 유의할 점을 파악한다.

실버타운이란?

실버타운을 찾는 문성택씨 부부는 60세가 되면 입소하려고 일찍부터 준비하고 있다. 실버타운에 들어가려는 이유로 우선 식사와 건강을 챙기고, 가사노동에서 해방되며 좋은 시설과 프로그램 즐기기, 거주비용 절감 등을 꼽고 있다. 실버타운이 비싸다고 하지만 10억

~20억원이 넘는 아파트를 깔고 사는 것에 비하면 싸고 남은 돈은 다른 곳에 투자할 수 있다는 것도 장점이라고 한다. 부부는 직접 발로 뛰며 실버타운 관련 정보를 유튜브에 올리면서 적당한 곳을 찾으려고 한다.

#금융업에 종사하다 은퇴한 김모씨는 아내가 떠난 후 서울 근교 실버타운에 들어가기로 했다. 자식들에게 재산을 물려주기보다 자신이 건강하게 살다가 가는 편을 택했다. 공동체 생활을 하면서 외로움도 달래고 이성 간 건강한 교류를 할 수도 있고 거주하는 직원과 입주자끼리도 가족처럼 지낼 수 있어 좋다는 말을 들었다. 가사노동을 할 체력이 되지 않고 크고 작은 돌봄을 받고 싶어 입주했다가 오히려 건강이 좋아지고 활력을 찾은 경우도 많다고 한다. 더 일찍 들어올 걸 후회하는 사람들도 많이 봤다. 김씨도 너무 비싸지 않고 커뮤니티도 잘 돼 있는 곳을 찾고 싶다.

실버타운의 다른 이름은 노인복지주택이다. 양로원이나 요양원처럼 단순히 어르신이 머무는 데서 그치는 게 아니라 독립된 주거생활을 할 수 있는 공간이다. 60세 이상 어르신을 대상으로 주거, 의료, 식사, 건강관리, 각종 여가생활, 문화 프로그램 등이 제공되는 시니어 전용 주거공간을 말한다. 실버타운에서 제공하는 모든 서비스의 비용은 입소를 하는 본인이 부담해야 한다. 실버타운은 아파트, 단독주택 등의 형태가 될 수도 있고, 마을 단위 또는 도시 단위로 결합되는 형태 등 다양하다.

법적으로 정의된 실버타운 입소 대상자는 '단독취사 등 독립된 주거생활을 하는 데 지장이 없는 60세 이상의 사람'이다. 그래서 간병이나 돌봄이 필요한 사람은 입소할 수 없으며 스스로 생활이 가능해야 한다. 부부 중 한 명이라도 60세 이상이면 되고, 입소자의 배우자와 입소 자격자가 부양을 책임지고 있는 19세 미만의 자녀, 손자녀는 함께 살 수 있다.

실버타운의 종류에는 대표적으로 도심형, 근교형, 전원형 세 가지가 있다. 도심 내에 위치한 도심형은 대형 병원과 가깝고 교통이 편리하다. 다양한 취미 프로그램, 액티브한 동호회 활동 등이 갖춰져 있다. 가족들이 찾아오기 좋고 최고급 시설의 경우 특급 호텔 이상의 편의시설, 의료시설이 갖춰져 있다.

근교형은 넓은 부지에 다양한 편의시설이 함께 있다. 한적하지만 고립된 느낌을 주지 않고 여가를 즐기기 좋다. 도심에 비해 공기가 좋고 주변 산책로 등을 이용하기 좋다.

전원형은 도심에 비해 합리적 가격으로 다양한 프로그램이 제공된다. 공기가 맑고 전원생활을 원하는 분들에게 적합하다. 종교단체에서 운영하는 전원형 실버타운은 조용히 종교생활을 하기에 좋다. 공동체 마을처럼 입주민 간 결속과 단결이 좋은 편이다.

실버타운에서는 어르신의 상황과 여건에 따라 다양한 돌봄 서비스를 받을 수 있으나 각 실버타운에 따라 제공되는 종류가 다르다.

식사는 어르신의 상태, 기호를 고려해 제공하는 것으로 치료식이 필요한 경우는 그에 따라 식사 제공을 받을 수 있다. 영양 상태를 주기적으

지역별 노인복지주택 현황

지역	주택단지수	가구수
서울특별시	11	1779
경기도	14	3916
세종특별자치시	1	100
인천	1	264
부산	1	293
전라북도	4	986
강원도	1	146
충청남도	1	100
경상북도	1	100

*2019년 12월 31일 기준

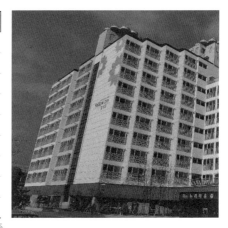

로 모니터링하고 영양사가 작성한 식단으로 식사하며 식품위생법에 맞는 식재료를 사용하도록 돼 있다. 위탁급식 이용 시에는 식품공전 및 식품위생법을 준수하는 업체를 이용한다.

의료 서비스는 건강 체크를 해주고, 의사의 진료에 따라 건강 관리를 해준다. 의사 자격이 있는 사람이 책임자로 있고, 전담의사가 없다면 전문의들과 협진 관계를 유지해 입소자가 건강관리를 하는 데 불편함이 없게 한다. 일시적인 질병으로 의료기관에서의 치료가 필요하면 연락, 의뢰, 수진 수속, 통원을 지원한다. 응급상황이 발생하면 시설 내에서 적절한 조치를 취하고 협약 의료기관과의 응급이송 시스템을 구축한다.

실버타운에서는 연간 1회 이상 건강진단을 하고, 건강검진 결과를 제공하며 필요에 따라 건강 및 기능을 유지하기 위한 서비스를 제공한다. 또한 입소자의 투약 정보를 파악해 올바르게 약물을 투입하도록 도와주고 체온, 맥박, 호흡, 혈압 등 신체 상태 변화를 파악하고 관리한다. 이에 따라 건강 상태를 고려해 적절한 시기 및 방법에 의해 예방접종을 한다.

외출 동행 및 일상 업무 지원 서비스는 신체적·정신적 장애로 도움이 필요한 어르신에게 편의 증진 서비스를 제공하는 것이다.

정서지원 서비스는 우울증, 치매 등 정서적 어려움을 겪을 수 있는 입소자가 안정적인 인간관계 회복을 하도록 도움을 준다. 입소자 간 공감대 형성을 위해 면담을 하고 개인상담, 집단상담, 심리검사 등 상담 프로그램을 운영한다.

여가 서비스는 취미활동, 동호회 활동 등 스트레스 관리와 활기찬 일상생활을 유지하기 위한 서비스를 제공하는 것이다. 입소자의 신체적·정신적 능력을 고려한 프로그램을 진행한다.

세탁 및 청소 서비스는 쾌적한 환경을 위해 공동으로 사용하는 시설, 부대시설 등에 대한 세탁, 청소를 하며 정기적으로 입주자들의 거주공간 청소를 대행한다. 또한 입주자의 건강 상태나 요구에 따라 청소를 해준다.

종교 서비스는 특정 종교적 배경이 없는 시설에서 지역사회 종교단체와 연계해 입주자의 자존 욕구, 자아실현의 욕구를 충족시켜 준다.

이미용 서비스는 이미용사를 초빙하거나 종사자, 자원봉사자 등을 통해 커트, 파마, 염색 등 서비스를 제공한다.

기능훈련 서비스는 만성 질환으로 신체기능이 저하된 입소자를 위해 운동, 물리치료, 작업치료, 재활훈련 등을 활용해 증상을 개선한다.

사회활동 서비스는 자치회 활동, 자원봉사 등으로 입소자들의 자치활동을 지원하고, 관심 분야에 대한 역할을 부여한다. 가족과 계속 왕래하며 정기적으로 방문할 수 있도록 지원해준다.

금전관리 서비스는 개인이 재산, 소유물을 스스로 관리할 수 있는 권리를 보장해준다. 단 스스로 재산관리 능력이 없어 가족 또는 후견인의 특별 요청이 있을 경우 시설에서 사용 또는 처분이 가능하며 분기별 또는 수시로 재정 사용에 대한 결과를 알려준다.

전국 30여개 주요 실버타운의 평균 입주비용은 2018년을 기준으로 8평형 1인은 보증금이 3000만원, 월 생활비가 150만~200만원 정도이다. 실버타운은 입주 보증금을 내고 입주하며, 이후 관리비와 식비를 포함한 일정 금액을 관리팀에 내면 된다. 전국적으로 30여곳뿐이지만 저가형은 평균 월 생활비가 70만원 선, 고급형은 월 200만원 선이다. 서비스, 시설, 위치 등에 따라 가격 편차가 크고, 보통 본인의 재정 수준에 맞는 곳에 입주한다.

실버타운에는 몇 가지 특이사항이 있다. 우선 최소 공급 가구수가 30가구 이상이어야 한다. 노인복지주택 형태인 만큼 노인복지법에 따라 관리사무소, 어린이놀이터, 유치원 같은 규정은 적용하지 않는다. 가구당 주차대수도 0.3대 이상이 되도록 완화됐다. 시설은 어르신이 활동하기 편리한 구조로 건설해야 한다. 입소자가 이용하는 설비는 휠체어와 같은 이동수단이 통과 가능한 공간을 확보해야 하고 문턱 제거, 손잡이 부착, 바닥 미끄럼방지 등이 마련되어야 한다. 실버타운은 별도의 정부 지원이 없는 시설인데 '지방세특례제한법'에 따라 취득세, 재산세 등의 세제에 대한 면제 및 감면 혜택이 있다.

실버타운 입소 가이드

실버타운 입소 절차는 시설에 따라 조금씩 다르나 일반적으로 '입소신청 ⇨ 입소상 ⇨ 입소계약 체결 ⇨ 입소완료' 절차로 진행된다. 실버타운에 들어가려면 임대차계약을 따라야 한다. 만약 해당 시설의 정원을 초과하면 다음 순위와 신청순에 따라 결정한다.

① 부양의무자가 없는 사람

② '주민등록법'상 연령이 많은 사람

③ 배우자와 함께 입소하는 사람

④ 19세 미만의 자녀, 손자녀와 함께 입소하는 사람

간혹 입소 대상자가 해당 시설을 입소 자격자가 아닌 다른 사람에게 다시 임대하려고 할 경우, 1년 이하의 징역 또는 1000만원 이하의 벌금에 처해진다. 입소 상담 시 계약 방법, 입주 기간, 계약 방식, 보증금 등에 관한 내용을 상담하고 계약을 진행한다. 실버타운은 매매가 법적으로 금지되어 임대 방식에 관한 사항을 상담한다.

실버타운에는 요양보호사나 간병인이 없다. 수발이 필요한 경우는 입주에 제한을 두고 골프, 게이트볼, 산행 등이 가능할 정도로 건강한 분에게 적합하다. 실버타운을 매입했다 해도 매달 내는 관리비, 식사비 등은 실버타운 운영방침에 따라야 한다. 실버타운에 입소할 때는 다음 서류가 필요하고, 시설에 따라 필요 서류가 조금씩 다르다.

- 주민등록등본 1통
- 인감도장
- 주민등록증
- 계약자의 가족관계증명서

실버타운 입소 기간은 정해져 있지 않은 곳부터 연 단위, 3년 단위, 4년 단위 재계약과 같이 시설마다 다르다. 실버타운에 입소할 때 유의할 사항은 지불해야 하는 월 생활비, 보증금에 대한 계약서를 꼼꼼하게 확인하고, 재계약과 보증금 반납에 관한 방식을 확인한 후 계약해야 한다. 가능하면 체험 프로그램을 신청해 정식 계약 전에 경험해 보고 선택하는 것이 좋다.

실버타운 선택 가이드

경제적 상황 고려

- 입주 보증금을 지불할 수 있는가.
- 매달 정해진 월세를 낼 수 있는가.

- 월 생활비 외 추가로 드는 관리비, 공과금, 식비 등을 낼 수 있는가.
- 입주 시 제공되는 물품, 가구 외의 필수품을 마련할 수 있는가.
- 부대시설 유·무료 여부에 따라 이용비를 지불할 수 있는가.

노후생활에 적합한지 확인

- 도심형·전원형 등 위치나 유형을 선택할 때 직장을 다니거나 사회생활에 영향이 있는가.
- 계획했던 노후생활에 알맞은 프로그램으로 구성되어 있는가.
- 골프연습장, 수영장 등 갖춰진 부대시설이 자신에게 적합한가.
- 내부나 시설이 경사진 곳에 있어서 이동이 힘들지 않은가.
- CCTV 외 안전바, 비상벨 등이 갖춰져 생활하기 알맞은 환경인가.
- 가족과 만나기 편한 위치인가.

입주자의 건강 상태 고려

- 스스로 생활이 가능한가.
- 의료시설, 의료서비스가 갖춰진 환경에서 꾸준한 건강관리가 가능한가.
- 건강관리를 구체적으로 어떻게 해주는가.
- 식사가 어떻게 제공되며 건강 상태에 적합한가.
- 청소나 세탁 서비스가 도움받을 만한가.

운영주체 상태 확인

- 약속한 서비스를 모두 제공하는가.
- 입주사와 회원 사이의 갈등이 없는가.
- 입주자에게 불리한 내용의 약관이 적혀 있진 않은가.
- 퇴거할 시 보증금을 원활하게 반환하는가.
- 시공사가 부실하게 공사를 하진 않았는가.

자주 묻는 질문

Q. 19세 이하 자녀 및 손자의 경우 동반 입주 시 장기간 생활해도 되나요?

기간에 제한은 없으나 식비, 일부 부대시설 이용, 프로그램 및 서비스 이용 등에 있어서는 추가로 비용을 부담해야 합니다. 이 점도 시설마다 조금씩 다를 수 있습니다.

Q. 실버타운은 왜 분양이 없나요?

분양형이 기존에 있었는데 불법으로 분양, 양도, 입소하는 사례가 늘었습니다. 그래서 제도의 취지를 제대로 살리지 못하고, 노인복지주택제도 운영에 많은 문제가 생겼습니다. 또한 분양하고 나서 소유권 없는 민간업체가 시설 운영을 책임지면서 제재를 가하기도 어렵게 되어 2015년 7월 29일, 분양형 노인복지주택이 도입된 지 18년 만에 폐지하였습니다.

Q. 가족이 방문했을 경우 숙박이 가능한가요?

숙박이 가능한 곳도 있고 안 되는 곳도 있습니다. 대부분 입주 어르신 가족이 방문했을 경우 게스트룸을 운영하기에 오기 전에 미리 예약하도록 시설에 문의해야 합니다.

Q. 어르신의 출입이 자유롭나요?

요양시설이나 요양병원처럼 출입이 제한되거나 시간이 정해진 곳이 아닙니다. 자녀, 친구분들의 왕래 또한 가능합니다.

Q. 입주해서 장기간 여행을 갈 경우 어떻게 되나요?

입주한 곳의 프런트, 사무실에 미리 말씀을 해주시면 됩니다.

Q. 개인 취사가 가능한가요?

시설에 따라 취사가 가능하기도 하고 식당에서 세 끼를 제공하기도 합니다. 시설마다 다른 운영 정책을 갖고 있어 직접 문의하셔야 합니다.

Q. 실버타운에 입주하면 1주택에 포함되나요?

임대의 경우 1가구2주택에 해당되지 않기 때문에 세금을 부담할 필요가 없습니다.

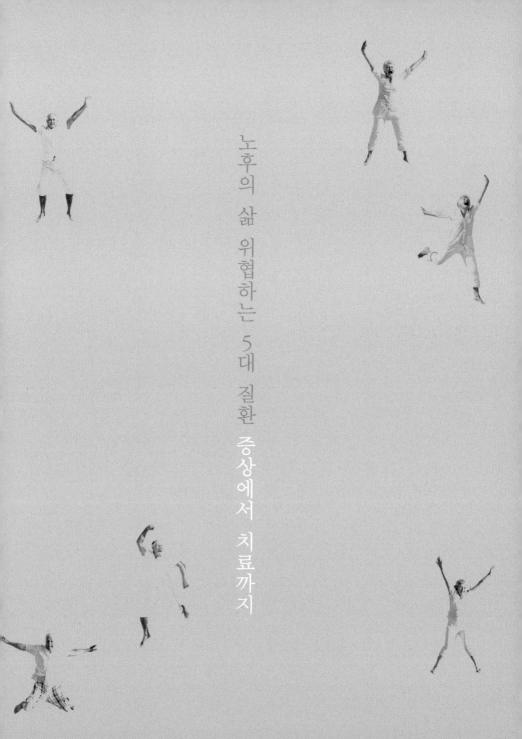

노후의 삶 위협하는 5대 질환 증상에서 치료까지

가장 슬픈 병 '치매'

인지중재 등
약물, 비약물
통합치료가
트렌드

살아온 날의 모든 기억이 희미해진다. 동시에 내일을 살아갈 방법도 잊게 된다. 치매를 '세상에서 가장 슬픈 병'이라고 부르는 이유다. 슬퍼하되 희망의 끈을 놓아선 안 된다. 치매와의 싸움은 지금도 진행형이다.

치매란 다양한 원인에 의해 기억력을 비롯한 여러 인지기능이 저하되고 스스로 삶을 영위하기 어려워진 상태를 뜻한다. 흔히 생각하는 것과 달리 치매는 하나의 병명(病名)이 아니며, 다양한 인지능력장애 증상과 증상이 나타나는 질환들을 총칭한다. 중앙치매센터에 따르면, 2020년 우리나라 65세 이상 노인 치매환자(추정)는 84만여명으로, 전체 65세 이상 노인(약 813만4674명) 중 약 10.33%를 차지했다. 65세 이상 노인 10명 중 1명은 치매를 앓고 있는 셈이다.

노인 10명 중 1명 치매… 알츠하이머가 70%

치매 증상을 유발하는 질환에는 알츠하이머병과 혈관성 치매를 비롯해 파킨슨 치매, 전두측두엽 치매 등이 있다. 이들 질환은 본질적으로 뇌의 문제라는 점은 같지만, 발생하는 인지장애의 순서나 전개되는 양상 등에서 차이를 보인다.

알츠하이머병은 치매 원인의 60~70%를 차지하는 만성뇌질환으로, 뇌세포가 퇴화되면서 기억력을 시작으로 여러 인지기능이 떨어지고 일상생활에도 어려움을 겪게 된다. 초기에는 단기 기억력에만 문제가 생긴다면, 시간이 갈수록 기억하지 못하는 범위가 넓어지고 다른 인지기능 또한 함께 저하되는 모습을 보인다. 말기에 이르면 사실상 모든 일상생활 기능을 상실한다.

혈관성 치매는 뇌 혈액 공급에 문제가 생겨 발생하는 질환이다. 알츠하이머병에 이어 두 번째로 많은 15~20% 비중을 차지하고 있다. 뇌 혈액순환 문제가 원인인 만큼, 원인 뇌혈관 질환의 종류나 혈관 크기, 위치 등에 따라 다양한 증상을 보인다. 큰 혈관이 막히면 곧바로 마비, 발음 장애, 삼킴 곤란, 요실금 등 뇌졸중 증상과 인지장애가 발생할 수 있으며, 작은 혈관 여러 개가 막히면 서서히 인지기능이 저하된다. 다만 뇌혈관 질환이 있다고 해서 반드시 혈관성 치매가 나타나는 것은 아니다. 뇌졸중 후 혈관성 치매를 앓는 환자는 약 25% 수준인 것으로 알려졌다.

이 밖에 파킨슨병에 의한 파킨슨 치매의 경우 파킨슨병과 같이 손의 떨림, 움직임 둔화, 뻣뻣함 등 움직임 장애가 나타나며, 전두측두엽 치매는 전두엽·측두엽에 문제가 생겨 언어·절제·판단·사고 등의 기능이 기억력보다 먼저 저하되는 모습을 보인다.

건망증? 치매? 헷갈린다면 '자가진단' 해보세요

기억력 저하는 치매의 대표적인 초기 증상이다. 문제는 누구나 노화 과정에서 조금씩 기억력이 떨어지다 보니, 뇌 문제로 인한 치매와 노화 과정에서 나타나는 건망증을 구별하지 못하고 방치하는 경우가 많다는 점이다. 그러나 치매는 건망증과 달리 지남력·언어능력 장애, 성격 변화, 망상 등 다양한 증상을 동반하며, 특정 사건의 일부가 아닌 사건이 있었다는 사실 자체를 기억하지 못한다. 기억과 관련된 '힌트'를 들어도 사라진 기억을 쉽게 되살리지 못하고, 기억력 장애가 점점 심해져 종국에는 간단한 직무수행이나 일상생활에도 어려움을 겪게 된다.

치매 증상을 명확히 구별·진단하는 것은 인지장애를 개선하고 치매 진행을 지연시킬 수 있다는 점에서도 매우 중요하다. 병원에서는 정확한 치매 원인을 파악하기 위해 병력 조사와 함께 △신체검사 △신경학적 검사 △정신상태 검사 등을 실시하며, 이후 확진을 위한 신경인지기능 검사(신경심리검사), 뇌영상 검사 등을 추가로 시행한다. 간혹 뇌의 감염 여부를 살피기 위해 뇌척수액 검사를 하거나 뇌파 검사를 하는 경우도 있다.

최근 들어 치매가 의심된다면 병원 검사 전 자가진단을 해보는 것도 방법이다. 주기적인 자가진단은 치매 발견을 앞당겨 치료 효과를 높이고 환자 수명을 연장하는 데 도움이 된다. 치매 자가진단에 활용하는 인지기능장애 평가(KDSQ-C)는 총 15개 문항으로 구성됐으며 '아니다'(0점), '가끔 그렇다'(1점), '자주 그렇다'(2점)로 응답하는 방식이다. 이후 합산한 점수가 6점 이상인 경우 인지기능 저하를 의심할 필요가 있다.

인지기능장애 평가(KDSQ-C)

아니다(0점)　가끔 그렇다(1점)　자주 그렇다(2점)

- 오늘이 몇 월이고 무슨 요일인지 잘 모른다.
- 놓아둔 물건을 찾지 못한다.
- 같은 질문을 반복한다.
- 약속을 자주 잊는다.
- 가지러 간 물건을 잊고 그냥 온다.

- 물건이나 사람의 이름을 대지 못한다.

- 대화 중 내용이 이해되지 않아 반복해서 묻는다.

- 길을 잃거나 헤맨 적이 있다.

- 예전보다 계산능력이 떨어졌다.

- 성격이 변했다.

- 잘 다루던 기구의 사용이 서툴러졌다.

- 예전보다 방이나 주변 정리정돈을 하지 못한다.

- 상황에 맞게 스스로 옷을 선택해 입지 못한다.

- 혼자 대중교통 수단을 이용해 목적지에 가기 힘들다.

- 내복이나 옷이 더러워져도 갈아입지 않으려고 한다.

가깝고도 먼 치매 치료

아직까지 치매를 100% 치료할 수 있는 약은 없다. 때문에 치매 치료는 근본적인 원인을 해결하는 것이 아닌, 증상을 지연시켜 환자가 최대한 오래 일상생활을 하고 삶의 질을 높이는 것을 목표로 한다.

현재 치매 환자의 인지기능 개선에 사용되는 약물은 '도네페질''리바스티그민''갈란타민' 등 아세틸콜린 분해효소 억제제 3종과 NMDA 수용체 길항제 '메만틴' 등 총 4가지다.

아세틸콜린은 기억을 담당하는 신경전달물질로, 아세틸콜린 분해효소 억제제는 치매로 인해 저하된 아세틸콜린 농도를 증가시켜 환자의 인지기능을 향상시킨다. 약을 사용할 경우 경과를 약 6개월~2년 이상 늦출수 있으며, 특히 치매 초기와 중기에 효과를 볼 수 있다. NMDA 수용체 길항제는 '글루타메이트(glutamate)'와 결합하는 NMDA 수용체를 억제한다. 이를 통해 환자의 학습·기억능력을 높이고 병의 진행을 막는다. 유럽과 미국 등에서 진행된 연구에 따르면, NMDA 수용체 길항제 '메만틴'은 중등도·중증 알츠하이머병 환자에게 효과를 보였다.

고려대 안암병원 신경과 이찬녕 교수는 "약물은 환자의 증상과 악화되는 속도, 약물에 대한 반응 등을 종합적으로 고려해 결정·사용한다"며 "초기 또는 중기 치매까진 아세틸콜린 분해효소 억제제를 주로 사용하고, 후기 치매에서는 메만틴을 사용한다"고 말했다. 이어 "증상이 빨리 악화될 경우 약물을 고용량으로 사용하거나, 이상행동이 심한 경우 아세틸콜린 분해효소 억제제와 메만틴을 듀얼 용법으로 사용하기도 한다"고 설명했다.

최초 치매치료제 등장

최근에는 기존에 사용돼온 약물 외에 새로운 약물이 등장해 주목을 끌고 있다. 바로 최초의 치매 치료제 '아두카누맙'이다. 아두카누맙은 미국 바이오젠·일본 에자이가 개발한 알츠하이머 치료제로, 지난 6월 미국 식품의약국(FDA)은 시판 후 효능·안전성을 확인하는 임상 4상을 조건으로 '아두카누맙'을 승인했다. FDA가 인지기능 개선이 아닌 질환 자체를 타깃으로 한 치료제를 승인한 것은 이번이 처음이다.

아두카누맙은 알츠하이머병의 원인인 불용성 단백질 '아밀로이드베타단백질'을 뇌 조직 내에서 제거한다. 알츠하이머 환자 총 3482명을 대상으로 진행한 연구결과에 따르면, 아두카누맙 치료군은 아밀로이드베타단백질 용량·시간이 감소한 반면, 대조군은 아밀로이드베타단백질이 감소하지 않았다.

그러나 아두카누맙이 실제 치매 치료에 사용되기 위해서는 아직까지 넘어야 할 산이 많다. 기본적으로 약이 승인됐지만 효과, 안전성에 대한 의견이 여전히 분분하다. 실제 아두카누맙은 손을 쓸 수 없을 정도로 뇌가 손상된 중증 알츠하이머병 환자나 아밀로이드베타단백질이 아닌 다른 신경세포 독성물질로 인해 치매가 발생한 환자에게는 효과를 기대하기 어려운 것으로 알려졌다. 현지 전문가들 사이에서는 치료기간과 약물 투여 중단 결정기준, 치매 진행 정도에 따른 효과 등이 충분히 검증되지 않았음에도 FDA가 승인을 강행했다는 비판도 나온다. 미국 국립노화연구소 리처드 박사는 "(치매에 있어) 아밀로이드를 제거하는 것이 중요한 것은 맞지만, 유일한 기여 요인은 아니다"라며 "이번 승인이 최종 답안이라고 볼 수 없다"고 말했다.

높은 가격도 문제점으로 지적된다. 아두카누맙은 1회 투약 비용이 약 4312달러(480만원)에 달한다. 연간으로 따지면 약 5만6000달러(6242만원)에 육박한다. 앞서 설명한 것과 같이 효과에 대한 의견이 분분함에도,

치료를 위해 연 6000만원을 지불해야 하는 셈이다. 약물 사용 외에 약물 사용을 위한 검사 비용 등 기타 비용을 모두 합산하면 8000만원에 가까운 비용이 들 수도 있다. 이찬녕 교수는 "아두카누맙은 질환 자체를 직접 공격해 억제할 수 있다는 점에서 큰 의미가 있다"면서도 "생각보다 효과가 나타나지 않다 보니, 비싼 가격에 비해 사용 범위가 너무 좁다는 생각을 하지 않을 수 없다"고 말했다. 이어 "보험 적용이 되더라도 급여 기준이 까다롭다면 환자가 부담할 금액이 여전히 많을 것"이라며 "경제적 문제나 사회적 갈등으로도 이어질 수 있는 만큼, 사회적 논의와 효과에 대한 판정이 정확하게 이뤄져야 한다"고 강조했다.

치매는 약으로만 치료할까?

치매는 증상이 만성적으로 악화되는 양상을 보이므로, 반드시 약물과 비약물 치료를 동반해야 한다. 비약물 치료는 치매 전 단계인 경도인지장애나 초기 치매 단계에서 치매 진행을 지연시키고 증상을 경감하는 데 중요한 역할을 하며, 환자 가족의 부양 부담을 줄이고 삶의 질을 높이는 데도 도움이 된다.

대표적인 비약물 치료로는 △운동 치료 △인지자극 치료 △음악 치료 등이 있다. 운동 치료는 필요한 관절과 근육을 효율적이고 안전한 방법으로 움직일 수 있도록 돕는 치료법이다. 치매 노인의 경우 노화로 인해 관절과 근육의 움직임이 제한되는 만큼, 이 같은 운동 치료를 반드시 받아야 한다.

인지자극 치료란 말 그대로 인지기능을 자극할 수 있는 모든 활동을 뜻한다. 단어 게임부터 퍼즐 맞추기, 악기 연주, 요리 등 다양한 활동이 포함된다. 음악 치료의 경우 음악을 이용한 일종의 심리 치료로 이해할 수 있다. 음악을 듣거나 직접 연주함으로써, 건강을 개선하고 사회성을 증진시키는 것이다. 성공적인 비약물 치료를 위해서는 한 가지 치료에 집중하기보다 여러 종류를 복합적으로 하는 게 좋다.

기존 치매 치료가 약물 치료에 주로 의존해왔다면, 최근에는 여러 인지중재 치료 기법이 개발되면서 약물·비약물 통합 치료가 더욱 적극적으로 이뤄지고 있다. 이찬녕 교수는 "과거에는 약 개발에만 몰두했다면, 지금은 약 개발이 쉽지 않고 치매가 노화와 관련됐다는 사실도 받아들이기 시작했다"며 "인지중재 치료와 함께, 사회기관에서 진행하는 다양한 치료와 의학적 치료를 복합적으로 시행하고 치료 영역을 넓히려는 움직임이 나타나고 있다"고 말했다.

치매 예방, 오늘부터 시작하세요

치료보다 중요한 것은 결국 예방이다. 치매는 간단한 생활습관 변화만으로도 발병 위험을 낮출 수 있다. 예방의 첫걸음은 '해야 할 것'을 하고, '하지 말아야 할 것'은 하지 않는 것이다. 대표적인 '해야 할 것'은 꾸준한 운동과 균형 잡힌 식사, 그리고 독서다. 부지런히 읽고 쓰는 습관은 뇌세포를 지속적으로 자극해줄 수 있다. 운동의 경우 무리한 운동을 하기보다 걷기, 자전거 타기부터 세차, 화분 가꾸기 등과 같은 가벼운 운동이라도 꾸준히 하는 게 중요하다. 음식은 인지기능에 도움이 되는 생선, 채소, 과일, 우유 등을 즐겨 먹되, 육류, 튀김과 같은 고지방 식품 섭취는 지양하도록 한다.

지나친 음주와 흡연은 금물이다. 과음·폭음은 인지장애 발생 가능성을 높일 수 있으며, 알코올성 치매의 원인이 되기도 한다. 담배 역시 치매 발병 위험을 증가시키는 요인으로, 흡연자는 비흡연자에 비해 치매 발병 위험이 1.59배가량 높다. 반면 6년 이상 금연한 사람은 인지장애 확률이 41% 감소하는 것으로 알려졌다.

치매 환자와 살아가기

매일이 새로운 것은 환자도 환자 가족도 마찬가지다. 하루하루 기억을 잃어가는 치매 환자와 환자 가족들은 수시로 새로운 문제를 맞닥뜨린다. 그러나 당황해선 안 된다. 보호자가 당황하는 순간, 환자는 더 큰 당황에 빠질 수 있다. 치매 환자와 살아가는 보호자들의 주요 궁금증(중앙치매센터)을 풀어본다.

Q. 어떨 때는 기억력이 정상이고, 또 어떨 때는 아무것도 기억하지 못한다.

기억력 저하는 치매 진행 과정에서 나타나는 현상으로 신체 질환, 환경 등에 의해서도 나타날 수 있다. 예를 들어 흐린 날이나 밤이 되면 피곤해지고, 주변이 흐릿해지면 혼란스러움이 증가할 수 있다. 다만 저녁에 증상이 악화되거나 급격하게 발생한 경우라면 섬망과 같은 증상과 감별할 필요가 있다.

Q. 자꾸 의심하고 화를 낸다.

기억력이 저하되고 질병에 대한 의심이 증가하는 것은 흔한 증상이다. 간혹 지속적으로 주변 사람을 의심해 함께 지내기 어려운 경우도 있다. 이 경우 일단 환자가 주장하는 것에 대해 부정하거나 논쟁하지 말고 환자의 감정을 받아들이고 환자를 안심시키도록 한다. 강한 부정이나 설득은 오히려 불신과 더 큰 분노를 유발할 수 있다. 환자를 안심시킨 후에는 음악, 운동, 친구와의 대화, 사진첩 보기, 애완동물과 놀기 등을 통해 주의를 돌려 보도록 한다. 증상이 심해 물리적 폭력이 발생한 경우라면 약물치료를 고려해야 한다.

Q. 집을 나간 뒤 길을 잃고 집을 찾지 못한다.

'배회 증상'은 치매환자가 보이는 가장 위험한 행동 중 하나다. 목적지가 있는 경우도 있지만, 목적 없이 배회하는 경우도 적지 않다. 배회 증상을 줄이기 위해서는 환자가 다른 활동들을 통해 에너지를 쓸 수 있도록 유도하는 게 좋다. 이 같은 비약물적인 접근에도 증상이 개선되지 않는다면 약물치료를 고려해야 한다. 배회 증상을 보이는 환자는 실종 위험이 있는 만큼, 인식표 발급 신청·부착, 안전드림 애플리케이션 사전 지문 등록, 배회 감지기 착용 등과 같은 대비가 필요하다.

Q. 계속 음식을 먹으려고 한다.

우선 환자가 음식을 자주 찾는 이유를 찾아야 한다. 평소 식사량이 적다면 식사량을 조절하고, 식사량이 충분함에도 증상이 반복되는 경우에는 생각을 전환시키거나 이미 식사했다는 사실을 기억할 수 있도록 게시판 등에 표시하도록 한다. 환자가 무료함으로 인해 음식에 집착한다면, 지속적으로 활동할 수 있는 놀이나 운동을 하는 것도 방법이다.

Q. 환자의 밤낮이 바뀌었다.

일주기 리듬 변화, 혹은 여러 가지 통증, 기분의 변화 등 다양한 원인을 의심할 필요가 있다. 특별한 이유가 없이 생활 패턴이 바뀐 것이라면, 낮 활동을 장려하고 낮잠을 자지 않도록 하는 게 도움이 될 수 있다. 수면습관이나 환경을 바꿔보는 것도 방법이 될 수 있다.

Q. 환자가 운전을 한다.

오랜 시간 운전해 왔다면 치매 초기에는 제한된 범위에서 운전이 가능하다. 그러나 치매 환자의 인지기능은 시간이 갈수록 떨어지기 때문에 운전을 계속하는 것은 매우 위험하다고 볼 수 있다. 만약 안전한 운전이 어렵다고 판단됨에도 환자가 운전을 고집할 경우 주위의 적극적인 만류가 필요하다.

Q. 치매 약을 먹으면 속이 안 좋고 머리가 아프다며 약을 안 먹으려한다.

증상의 원인을 정확히 파악하는 게 우선이다. 위와 같은 증상은 여러 가지 원인 질환에 의해 발생할 수 있고, 심리적인 원인일 수도 있기 때문이다. 치매 약을 먹기 전까지 없었던 증상이 약 복용 후 수일 내에 새롭게 나타나거나, 약을 끊었을 때 증상이 사라진다면 치매 약물에 의한 부작용일 가능성이 높다. 약물과 관련해서는 가족의 임의적 판단이 아닌, 담당의와 상담을 통해 복용·중단 여부를 결정하는 게 좋다.

02 치명적 위험 '뇌졸중'

골든타임을
지켜라
'FAST' 법칙
기억하세요

　　뇌졸중은 치매, 파킨슨병 등과 함께 대표적 노인성 질환으로 꼽힌다. 특히 뇌졸중의 경우 다른 노인성 질환과 달리 단기간 내 생명에 치명적인 영향을 줄 수 있다는 점에서 더욱 위험성이 높다. 발견 시기에 따라서는 마비, 인지장애, 언어장애 등과 같은 심각한 후유증을 남길 수도 있다. 이는 많은 전문가가 뇌혈관 질환 치료에 있어 '시간'의 중요성을 강조하는 이유기도 하다.

뇌졸중은 뇌에 혈액을 공급하는 혈관이 막히거나 터지며 발생하는 질환이다. 흔히 '중풍'이라고 부르지만, 의학적으로는 뇌졸중이 정확한 병명이다. 2018년 질병관리청 발표에 따르면, 국내 성인 40명 중 1명은 뇌졸중을 앓고 있으며 연간 10만명당 30명이 뇌졸중으로 인해 사망한다. 실제 뇌졸중은 국내에서 암, 심장질환, 폐렴에 이어 사망 원인 4위(2018년·통계청)를 차지하고 있다.

한국인 사망 원인 4위… 뇌경색·뇌출혈 차이는?

뇌졸중은 뇌혈관 상태에 따라 두 가지로 분류된다. 혈관이 막힌 상태를 '뇌경색(허혈성 뇌졸중)'이라고 하며, 터진 상태는 '뇌출혈(출혈성 뇌졸중)'이라고 한다.

뇌경색이 발생하면 막힌 혈관으로 인해 뇌조직이 혈액을 공급받지 못하고 뇌세포가 죽게 된다. 이 같은 뇌경색은 전체 뇌졸중의 약 87%를 차지하고 있으며, 뇌혈관이 막히는 원인에 따라 △뇌혈전증(혈전성 뇌경색) △뇌색전증(색전성 뇌경색) △열공성 뇌경색으로 한 번 더 구분된다.

뇌혈전증은 동맥경화증으로 인해 뇌혈관이 좁아지고 손상되면서 혈전(피떡)이 생긴 상태다. 혈전에 의해 뇌혈관이 막힐 경우 혈액 공급이 중단돼 산소와 영양을 뇌세포에 정상적으로 공급하지 못한다. 이는 곧 뇌기능 장애로 이어진다.

뇌색전증은 심장 이상이 원인이다. 심장판막증, 심방세동 등에 의해 심장 내 피의 흐름에 문제가 생기면 혈전이 발생하는데, 이때 심장 또는 심장 근처 혈관에서 떨어져 나간 혈전이 뇌혈관을 막을 수 있다. 이 같은 뇌색전증은 전체 뇌경색의 약 20%를 차지하는 것으로 알려졌다.

열공성 뇌경색의 경우 뇌의 작은 혈관이 막힌 것으로 대부분 고혈압이 원인이 된다. 막힌 혈관 위치에 따라 운동장애, 감각장애, 구음장애 등이 나타날 수 있으며, 신경 다발이 모인 곳이 막힌 경우 병변 크기와 상관없이 심각한 장애로 이어지기도 한다.

뇌출혈은 뇌경색보다 치명적인 양상을 보인다. 뇌로 가는 혈관이 터져 출혈이 발생하고 뇌가 손상되면 30일 만에 약 35~52%대 사망률을 보인다. 또한 주위 뇌조직이 파괴되거나 출혈 후 형성된 혈종(피의 덩어리)에 의해 뇌가 한쪽으로 밀릴 경우 뇌의 압력이 높아져 이차적인 문제를 일으킬 위험도 있다.

뇌출혈은 발생 부위에 따라 '지주막하 출혈'과 '뇌내 출혈'로 나뉜다. 지주막하 출혈은 대부분 뇌동맥류 파열이 원인으로, 뇌동맥류란 뇌동맥 벽 일부가 꽈리 모양처럼 부풀어 오르는 것을 뜻한다. 주로 뇌를 둘러싼 지주막과 연막 사이에서 나타나며, 뇌동맥류가 파열될 경우 많은 혈액이 한꺼번에 뇌 주위 지주막하 공간으로 유출된다. 이로 인해 심한 두통과 구토, 의식장애 등을 유발할 수 있다. 일부 환자의 경우 반신마비를 겪기도 한다.

뇌내 출혈은 고혈압, 뇌혈관 기형 등에 의한 뇌출혈로 갑자기 혈관이

터지면서 뇌 안에 피가 고이는 상태다. 반신마비, 반신감각소실, 구음장애, 안면마비 등이 발생할 수 있으며, 출혈 크기가 큰 경우 의식이 흐려지는 양상을 보이기도 한다.

노화, 질환 등 원인 다양… 미세먼지도 영향

뇌졸중의 원인은 매우 다양하다. 고혈압, 당뇨병, 이상지질혈증, 심방세동, 심혈관 질환 등 다양한 질환이 원인이 되는가 하면 흡연, 부족한 신체활동과 같은 생활습관이나 노화, 성별, 가족력 등이 영향을 미치기도 한다. 특히 고혈압과 당뇨병은 뇌졸중 발생 위험을 2~5배가량 높이는 것으로 알려졌으며 흡연 역시 뇌졸중 발생 위험을 1.5~3배 정도 상승시킬 수 있다.

최근에는 뇌진탕(외상성 뇌손상)이 뇌졸중 위험을 높일 수 있다는 연구 결과도 나왔다. '국제 뇌졸중 저널'에 게재된 연구(영국 버밍엄대학 응용보건연구소)에 따르면, 뇌진탕을 겪은 사람은 겪지 않은 사람보다 뇌졸중 발생률이 86% 높았다. 이는 4개국에서 발표된 관련 연구 논문 18편을 종합·분석한 것으로, 특히 뇌진탕 발생 첫 4개월 동안 뇌졸중 위험이 가장 높았고 최장 5년까지 병이 지속된 것으로 나타났다. 연구팀은 "뇌진탕 발생 후 4개월 동안 뇌졸중 예방을 위한 약물 투여와 생활습관 교정이 필요하다"고 설명했다.

앞서 국내에서는 미세먼지가 뇌색전증(색전성 뇌경색)의 원인이 된다는 연구 결과가 발표되기도 했다. 삼성서울병원 신경과 방오영 교수와 분당 서울대병원 신경과 배희준 교수 연구팀은 2011~2013년 전국 12개 의료기관에서 뇌졸중 치료를 받은 환자 1만3535명(평균 나이 67.8세)을 대상으로 뇌졸중과 대기오염 간 관련성을 연구·분석했다. 연구를 위해 환자들의 병원 내원 직전 일주일 동안 거주하던 곳의 대기오염 정도를 파악했으며 환자 나이와 성별, 고혈압, 당뇨병, 흡연 여부 등 개개인의 특성은 물론 뇌졸중 발병 전 일주일 평균 온도와 강우량 등 환경적 요인도 모두 조사·반영했다.

연구 결과, 대기오염물질 중 미세먼지(PM 10)와 이산화황(SO_2)이 뇌색전증에 직·간접적 영향을 미치는 것으로 나타났다. 뇌색전증 위험은 미세먼지 농도가 $10\mu g/m^3$가 증가할 때마다 5%, 이산화황 농도가 10ppb 상승할 때마다 57%씩 높아졌다. 연구팀은 "대기오염물질이 심박수나 부정맥 등 심혈관계 전반에 걸쳐 유해요소로 작용하기 때문으로 추정된다"며 "이번 연구 결과는 뇌졸중을 예방하기 위해 환경적 요인에도 관심을 기울여야 한다는 것을 시사한다"고 강조했다.

빠른 대응이 생명 구한다

뇌에 혈액을 공급하는 혈관이 막히거나 터져 뇌세포가 손상되면 여러 가지 신경학적 증상이 나타난다. 뇌혈관은 각자 담당하는 기능이 다르기 때문에, 문제가 생긴 혈관과 손상된 뇌의 위치, 손상 범위 등에 따라서도 다양한 증상을 보일 수 있다. 문제는 증상이 다양한 만큼 초기에 곧바로 뇌졸중을 의심하는 것이 쉽지 않다는 점이다. 이는 대응을 지연시키고 응급 치료를 받지 못하게 하는 원인이 되기도 한다. 뇌출혈 환자의 경우 출혈이 발생하기 전까지 아무런 자각 증상이 없을 수도 있다. 따라서 평소 뇌졸중 고위험군이 아니더라도 기본적인 증상들을 알아둘 필요가 있다.

뇌졸중을 의심할 수 있는 대표적인 조기 증상은 갑작스러운 △편측마비 △언어장애 △시각장애 △어지럼증 △심한 두통 등이다. 뇌졸중은 초기 대응이 치료 결과는 물론 예후에도 많은 영향을 미치는 만큼, 이 중 한 가지 이상 증상이 갑작스럽게 발생했다면 즉각 병원 응급실을 방문해 적절한 검사·치료를 받아야 한다.

증상을 구체적으로 기억하기 어렵다면 '패스트(FAST)'를 기억하는 것도 방법이다. 이는 'Face' 'Arms' 'Speech' 'Time to act'의 앞 글자를 딴 것으로, 'Face'는 웃을 때 좌우 얼굴 모양이 다른지 살피는 것이며, 'Arms'는 한쪽 팔다리만 힘이 약해지는지 확인하는 것이다. 또 'Speech'는 환자가 말을 정상적으로 할 수 있는지 평가하는 것이고, 끝으로 'Time to act'는 이 중 한 가지 증상이라도 의심될 경우 즉시 응급 치료를 받아야 한다는 의미다. 뇌졸중 고위험군, 특히 노인이나 노인과 함께 살고 있는 가족들은 이 같은 법칙을 숙지해두는 게 좋다.

한양대병원 신경과 김영서 교수는 "뇌졸중 치료에 있어 가장 중요한 것은 최대한 빨리 병원에 도착하는 것"이라며 "막힌 혈관을 뚫는 치료(혈전용해제)는 늦어도 4시간30분, '혈관 내 치료'는 6~12시간 안에 시행해야 한다"고 말했다.

'미니 뇌졸중'이란?

뇌졸중 예방을 위해서는 뇌졸중 전 나타나는 '미니 뇌졸중' 또한 예의 주시해야 한다. 미니 뇌졸중이란 뇌졸중이 발생하기 전에 보이는 증상으로, 일시적으로 막혔던 뇌혈관이 뚫리면서 발생한다. 정확한 의학적 용어는 '일과성 뇌허혈발작'이다.

미니 뇌졸중은 가볍고 짧지만 분명한 증상이 나타난다. 갑자기 발음이 어눌해지고 일부 신체감각이 무뎌지며, 표정이 일그러지거나 앞이 보이지 않기도 한다. 평소와 다른 느낌의 두통, 어지럼증이 나타나는 경우도 있는데, 이 같은 증상은 대부분 24시간 이내에 해소된다. 그러나 증상이 가볍고 지속되지 않는다고 해서 미니 뇌졸중을 가볍게 여겨선 안 된다. 실제 일과성 뇌허혈발작을 겪은 환자 중 12%는 한 달 내에, 20~30%는 세 달 내에 뇌졸중을 겪는 것으로 알려졌다. 때문에 미니 뇌졸중 또한 발견 즉시 병원을 찾아 검사·치료해야 한다.

뇌졸중이 의심돼 병원을 방문하면 혈압 등 전신 상태와 의식 상태를 확인한다. 이후 컴퓨터단층촬영(CT), 자기공명영상(MRI) 등 다양한 검사를 통해 뇌졸중 발생 여부와 손상 범위, 위치 등을 파악한다. 필요에 따라서는 뇌혈관 조영술이나 경동맥 초음파검사, 심장초음파·부정맥검사를 실시하기도 한다.

상태에 따라 약물·수술 치료… 신약 개발 시도 이어져

치료 시에는 원인(허혈성 또는 출혈성)에 따라 다른 치료법이 시행된다. 급성기 허혈성 뇌졸중 치료는 막힌 혈관을 빠르게 재개통시켜 뇌손상을 최소화하는 것을 목표로 한다. 증상 발생 4시간30분 이내일 경우 혈전용해제를 투여해 혈전을 녹이고 혈관 재개통을 시도해볼 수 있다. 발생 후 3~6시간이 경과했다면 카테터, 스텐트 등을 이용해 물리적으로 혈전을 제거하고 혈관을 재개통하는 '혈관 내 치료'를 고려해야 한다. 이같은 혈관재개통 치료는 환자의 회복 기회를 늘리고 3개월 후 후유증을 줄이는 역할을 한다. 다만 일부 환자의 경우 치료 후 뇌출혈이 발생할 위험이 있으므로 반드시 일정 기간 이상반응을 살펴야 한다.

이 밖에도 허혈성 뇌졸중 치료에는 항혈소판제, 항응고제와 같이 혈전 생성을 억제하고 증상 악화를 막는 항혈전제를 사용할 수 있다. 항혈전제 사용 시 출혈동반 여부, 동반 질환 등에 따라 투약 시기, 약물 종류 등이 달라지기도 한다. 김영서 교수는 "뇌졸중이 발생하면 치료 후 3분의1은 정상 생활을 하고, 3분의1은 후유증이 남아 일상에 지장이 생긴다. 이 밖에 3분의1은 움직임 자체가 어려울 정도로 증상이 심하다"며 "혈관을 뚫어주는 수술은 움직임이 어려운 환자에게 주로 시행한다"고 설명했다.

뇌출혈은 출혈 위치와 정도를 확인해 약물 또는 수술치료를 실시한다. 보통 출혈 정도가 경미하면 약물치료를 시행하고, 출혈량이 많거나 약물치료에도 계속해서 의식이 악화되는 경우 수술을 고려한다. 뇌내출혈은 대부분 고혈압이 원인인 만큼, 약물을 통해 혈압을 낮추고 출혈 진행을 억제할 수 있다. 다만 약물치료로 인해 혈압이 심하게 저하되고 뇌관류압이 떨어지면 뇌손상이 더욱 악화될 수 있으므로, 반드시 뇌졸중 전문센터에서 진료받아야 한다. 이 밖에 뇌경색 부위가 크거나 이차적으로 뇌출혈이 생기고 부종에 의해 뇌압이 올라가는 경우에도 약물을 사용해 뇌압강하 치료를 시행할 수 있다.

뇌내출혈의 수술 치료에는 두개골을 절개해 피가 고인 덩어리(혈종)를 직접 제거하는 방법과 작은 구멍을 뚫어 혈종을 빼내는 방법(두개천공), 3차원 CT 등을 통해 위치를 파악한 후 작은 구멍으로 기구를 삽입해 혈종을 흡입하는 방법(뇌정위적 흡인술) 등이 있다. 동맥류 파열에 의한 지주막하출혈의 경우 시간이 지나면 재출혈 위험이 있기 때문에, 수술을 통해 동맥류 목 부분에 클립을 끼우거나 혈관 내 시술로 동맥류를 폐쇄하는 방법을 고려한다.

뇌졸중 환자는 치료 후에도 대부분 △반신마비 △반신감각장애 △시야장애 △언어장애 △삼킴장애 △인지장애 등과 같은 신경학적 문제를 겪게 된다. 회복 정도는 뇌손상 정도, 크기, 연령 등에 따라 다르며, 치료

시기와 재활치료 등으로 회복 속도가 빨라지거나 느려질 수도 있다. 때문에 급성 뇌졸중 치료가 끝난 뒤에는 적극적으로 재활치료를 받아야 한다. 김영서 교수는 "후유증을 조금이라도 줄이기 위해서는 최대한 빨리 치료를 받는 동시에, 치료 후 성실하게 재활치료에 임하는 것이 중요하다"고 조언했다.

수술·약물 치료 후 재활 집중해야

재활치료는 크게 운동치료와 작업치료로 나뉜다. 운동치료에는 △중추신경발달 재활치료법 △수동·능동 관절 가동운동 △점진적 저항운동 △매트운동 △균형훈련 △자세훈련 △이동훈련 △보행훈련 등이 있다. 작업치료의 경우 △수부미세운동치료 △연하곤란 환자를 위한 삼킴 치료 △인지기능·일상생활 훈련을 한다. 이 밖에 마비된 근육이 근력을 잃지 않도록 도와주는 전기자극 치료와 통증이 있는 사지 부위에 대한 통증치료, 언어마비 환자를 위한 언어치료를 진행하기도 한다.

최근에는 물리치료사가 시행하는 전통적 재활치료와 함께 △신경조절치료 △인지재활치료 △로봇재활치료 등 다양한 재활치료 기법들이 도입·활용되는 추세다. '신경조절치료'란 손상 후 감소한 뇌신경의 기능을 다시 일깨우는 재활치료 방법으로, '반복적 경두개 자기자극'과 '경두개 전기자극' 등이 대표적이다. 이 같은 치료는 환자의 증상과 양상에 맞춰 조절 목표 부위를 결정하고 적용한다. 신경조절치료의 경우 편측마비와

실어증, 편측무시, 뇌졸중 후 우울증, 연하곤란 등 다양한 증상에서 효과가 입증되기도 했다.

로봇팔을 이용한 재활치료는 비교적 재활 방법이 많지 않은 팔 기능 재활에 주로 사용되고 있다. 로봇팔을 환자의 팔에 부착하고 반복적인 움직임을 이용해 훈련하는 방식으로, 환자의 동작을 실시간 분석해 훈련 난이도가 자동 조절되는 등 상호작용이 가능한 것이 특징이다.

운동·식단관리 기본… 기저질환 관리도 중요

뇌졸중은 조절 가능한 위험인자가 많다. 이는 사전에 뇌졸중을 예방할 수 있는 방법이 많다는 의미기도 하다. 질환 특성상 증상을 놓쳐 발견이 늦는 경우가 많고 이로 인해 사망에도 이를 수 있다는 점을 고려한다면, 뇌졸중 예방은 선택이 아닌 필수사항이라고 볼 수 있다. 실제 전문가들 또한 조절 가능한 위험인자를 관리하는 것만으로도 뇌졸중 위험을 낮출 수 있다고 조언한다.

조절 가능한 뇌졸중 위험인자에는 △고혈압 △당뇨병 △이상지질혈증 △흡연 △심장질환(심방세동·심혈관 질환) △비만 △비파열 두개내 동맥류 △무증상 목동맥 협착 △신체활동 부족 △폐경 후 여성호르몬 치료 등이 있다. 뇌졸중 예방은 이들 질환과 생활습관을 개선하는 것부터 시작한다고 보면 된다. 꾸준한 운동과 체중 감량, 저지방식이, 저염식, 운동, 절주, 금연 등은 기본이며, 정기 검진을 통해 혈압, 혈당, 콜레스테롤 등을 측정하는 것도 중요하다.

특히 고혈압은 뇌졸중 유병률이 가장 높은 위험인자인 만큼 생활습관 개선과 함께 필요한 경우 약물치료로 혈압을 낮춰야 한다. 대한뇌졸중학회에서는 뇌졸중 일차 예방을 위한 혈압 조절 목표를 일반인 140/90mmHg 미만, 당뇨병·신장질환자 130/80mmHg 미만으로 권고하고 있다.

03

일상의 퇴행 '파킨슨병'

**부모님
걸음걸이,
얼굴 표정이
달라졌다면**

몸에 생기는 크고 작은 변화는 다양한 질환을 알리
는 신호가 되곤 한다. '파킨슨병'이 대표적이다. 뇌 속에서 운동에 필요한
도파민(신경전달물질)계 신경세포가 소실돼 파킨슨병이 발생할 경우 걸
음걸이와 자세, 얼굴 표정 등에 변화가 생기기 시작한다. 초기에 병을 발
견하지 못해 방치하면 작은 변화들이 점차 다양한 신체·정신적 문제로도
이어질 수 있다. 나이가 들면서 몸과 움직임에 나타난 변화를 노화과정에

서 생기는 단순 '현상' 정도로 받아들여선 안 되는 것 역시 이 때문이다.

파킨슨병은 신경세포들이 특정 원인에 의해 소멸되면서 뇌기능에 이상이 생기는 '신경퇴행성 질환'이다. 1817년 제임스 파킨슨(James Parkinson)이라는 영국 의사가 처음 발견했으며, 초기에는 손떨림, 근육경직, 자세불안정 등과 같은 증상을 보이는 환자들에게 '떨림마비'라는 이름을 붙이면서 알려졌다.

국내 환자 수 12.5만명… 5년 만에 21% 늘어

파킨슨병은 노인에게 알츠하이머병 다음으로 많이 나타나는 신경퇴행성 질환이다. 보건의료빅데이터개방시스템 국민관심질병통계에 따르면, 국내 파킨슨병 환자는 △2015년 10만3674명 △2016년 11만917명 △2017년 11만5679명 △2018년 12만977명 △2019년 12만5607명으로 5년 사이 약 21.2%(2만1933명)가 증가했다. 70대 이상 고령 환자가 전체 환자의 약 75.7%를 차지했으며, 여성 환자가 남성 환자보다 약 1.5배가량 많은 것으로 확인된다. 파킨슨병 특성상 초기에는 환자 스스로 질환 발생 사실을 모르는 경우가 많은 만큼 실제 환자 수는 이보다 많을 것으로 추정된다.

원인 규명 진행 중… 대기오염도 영향

파킨슨병은 중뇌 흑질에서 '도파민'을 분비하는 신경세포가 소실되면서 발생한다. 도파민은 뇌 속에 있는 여러 신경전달물질 중 하나로, 뇌의 기저핵에 작용해 몸을 원하는 대로 정교하게 움직일 수 있도록 한다. 도파민을 분비하는 신경세포는 점진적으로 소실되며, 50~70% 정도까지 없어지면 파킨슨병 증상이 발생한다.

흑질 도파민계 신경세포가 소실되는 이유는 아직까지 밝혀지지 않았다. 간혹 파킨슨병 가족력이 있는 환자의 경우 가족 일부에게 유전자 이상이 발견되기도 하지만, 대부분 환자는 가족력이나 뚜렷한 유전자 이상 없이 파킨슨병이 발생한다. 보통 한 가지 특정 요인보다는 △환경적 요인 △유전 △노화 △미토콘드리아 기능장애 △불필요한 단백질 처리 기능장애 등 다양한 요인들이 복합적으로 작용해 흑질 도파민계 신경을 파괴하고 파킨슨병을 유발하는 것으로 알려졌다.

최근에는 자동차나 화력발전소 등에서 배출되는 이산화질소(NO_2)가 파킨슨병 발병 위험을 높인다는 국내 연구 결과도 나왔다. 그동안 이산화질소를 비롯한 대기오염물질이 뇌질환을 유발할 수 있다는 주장은 계속해서 나왔으나, 국내 대규모 인구에서 이산화질소와 파킨슨병의 상관관계를 입증한 것은 이번이 처음이다.

서울아산병원 신경과 정선주 교수팀은 국민건강보험공단 자료(2002~2015년)를 토대로 대기오염 노출 정도와 파킨슨병 발생 여부를 최장 9년간 추적 관찰했다. 연구 대상은 '서울에 계속 거주하며 파킨슨병 발병 이력이 없는 40세 이상 성인' 약 7만8830명이며, 서울시 보건환경연구원이 제공하는 25개 자치구의 대기오염물질 수치를 활용해 이들이 거주 중인 지역의 대기오염 노출 정도를 분석했다.

연구 결과, 이산화질소 노출이 가장 많은 상위 25%는 이산화질소 노출이 가장 적은 하위 25%보다 파킨슨병 발생 위험이 41%가량 높게 나타났다. 이는 나이, 성별, 각종 파킨슨병 관련 질병 값 등을 반영한 결과로, 이산화질소 외에 미세먼지, 초미세먼지, 오존, 이산화황, 일산화탄소는 파킨슨병 발생과 통계학적으로 유의미한 연관성을 보이지 않았다.

연구팀은 이산화질소가 파킨슨병 발생 위험도를 증가시키는 기전을 세 가지로 추정했다. 첫 번째는 파킨슨병의 대표적 병리소견인 '알파-시뉴클린'과 '루이소체'의 침착이 후각신경부터 시작되는데, 코로 흡입된 이산화질소가 콧속 후각신경에 독성작용을 일으킬 수 있다는 것이다. 두 번째는 체내로 유입된 이산화질소가 △인터루킨-1베타(IL-1beta) △인터루킨-6(IL-6) △인터루킨-8(IL-8) △종양괴사인자-알파(TNF-alpha) 등을 증가시킨다는 주장이다.

이 같은 염증인자가 증가하면 뇌염증을 유도할 가능성이 있기 때문이다. 연구팀이 추정하는 세 번째 기전은 미토콘드리아 기능 저하와 관련돼 있다. 미토콘드리아 기능 저하는 파킨슨병 환자에서 잘 알려진 병리소견으로, 이산화질소가 뇌로 전달되면 미토콘드리아 기능을 저하시킬 수 있다.

연구를 진행한 정선주 교수는 "이번 연구를 통해 국내 인구를 기반으로 이산화질소와 파킨슨병 발생의 연관성이 처음 확인된 만큼 우리나라 실정에 맞는 환경 정책이 마련될 수 있기를 바란다"고 말했다.

떨림·강직·느려짐·넘어짐… 4대 증상 기억하세요

파킨슨병의 4대 증상은 △떨림 △강직 △운동완서(느려짐) △자세불안정이다. 이 같은 증상들은 동시에 나타날 수 있으며, 반대로 초기에 아무런 증상이 없을 수도 있다.

파킨슨병으로 인한 떨림 증상은 대부분 안정된 상태에서 나타난다. 환자의 약 70%는 손과 다리 중 한쪽에서 먼저 증상이 발생하며, 수면 중 떨림이 없어지는 양상을 보인다. 또한 스트레스를 받으면 떨림 정도가 심해지고 환자가 떨림에 집중할 경우 증상이 감소하기도 한다. 다만 떨림의 원인은 파킨슨병 외에도 다양하기 때문에 손이나 다리에 생긴 떨림을 처음부터 파킨슨병이라고 단정해선 안 된다.

강직 증상은 몸이 굳어 관절을 구부리고 펼 때 저항이 생기는 것으로, 관절을 수동적으로 움직일 때 저항이 더욱 증가한다. 일반적으로 한쪽 손에 먼저 증상이 나타나며 병이 진행되면 양쪽 손이 모두 강직될 수 있다. 경과가 심해질수록 뻑뻑한 느낌 또한 더욱 심해진다.

운동완서란 몸의 동작이 느려지는 것을 뜻한다. 어떤 동작을 할 때 시작이 잘 되지 않고 동작을 시작하더라도 매우 느린 모습을 보인다. 또한 한번 시작한 동작을 멈추는 데도 어려움을 겪는다. 병이 점차 진행되면 단추를 채우거나 양말·신발을 신고 벗는 행위는 물론 세수, 식사 등 기본적인 일상생활에도 평소보다 많은 시간이 소요된다. 따라서 빠르게 움직이던 사람이 어느 순간부터 움직임이 심하게 느려진 모습을 보인다면 단순 노화 현상이 아닌 파킨슨병을 의심할 필요가 있다.

자세불안정은 병이 일정 수준 이상 진행된 후 나타나는 증상으로 쉽게 넘어지는 것이 가장 흔한 증상이다. 보행 중 충돌 등으로 인해 신체 균형에 문제가 생기면 비교적 쉽게 넘어지는데, 운동완서 증상이 동반된 파킨슨병 환자의 경우 팔이나 다리로 넘어지기 전에 자세를 교정하지 못하고 머리와 몸통 전체가 땅바닥에 쓰러질 수 있다. 이로 인해 골절이나 머리 외상을 입을 위험도 있다. 자세불안정 증상이 질병 초기부터 나타난다면 파킨슨병 외에 파킨슨증후군을 보일 수 있는 다른 질환 또한 의심해야 한다.

이 같은 증상 외에 자세나 표정에도 변화가 나타난다. 서 있는 자세에서 등이 굽고 팔꿈치가 약간 굽어진 자세를 취하며, 보행 시에는 팔의 움직임이 작아져 한쪽 팔만 앞뒤로 움직인 채 다른 팔은 몸통에 붙여 걷는 경향이 있다. 심해지면 양측 팔을 모두 몸통에 붙인 상태에서 걷고, 한쪽 다리를 조금씩 끌면서 걷는 모습을 보일 수도 있다. 환자의 표정은 점점 굳어지며, 눈꺼풀 움직임이 감소해 분당 20회가량 무의식적 깜빡임이 줄어든다.

우울증·불면증·배뇨장애 등 비운동 증상 보이기도

앞서 설명한 증상 외에 △정신과적 증상 △수면 이상 △자율신경계 증상 △감각신경 증상 등 운동과 관련이 없는 비운동 증상 또한 알아둘 필요가 있다. 이 같은 증상은 운동 증상만큼 환자와 보호자에게 어려움을 줄 수 있으며, 치료 효과에도 영향을 줄 수 있다.

우울증은 가장 흔한 정신과적 증상으로 파킨슨병 환자 약 40~50%에게 나타나는 것으로 알려졌다. 파킨슨병의 우울증은 자책이나 죄책감보다 불쾌감, 슬픔 등을 주로 동반하며 경과 중 어느 시기에서도 나타날 수 있다.

일부 파킨슨병 환자의 경우 하지불안증후군과 램수면행동장애로 인해 수면 이상을 겪기도 한다. 하지불안증후군은 자려고 누워 있을 때 다리에 벌레가 지나가는 것과 같이 기분 나쁜 느낌을 받는 것으로 파킨슨병 환자 약 20%가 경험한다고 알려져 있다. 일시적으로 다리를 움직이면 느낌이 사라지다 보니, 수면의 질을 악화시키고 불면증을 유발하는 원인이 되곤 한다. 또한 램수면행동장애를 동반할 경우 수면 중 꾸는 꿈을 현실에서도 그대로 표현해 심한 잠꼬대를 할 수 있다.

자율신경은 우리 몸의 심장, 위장관, 방광, 침샘, 땀샘 등에 분포하고 있으며 의지와 무관하게 이들 기관의 기능을 조절하는 역할을 한다. 많은 파킨슨병 환자는 자율신경 이상으로 인해 다양한 증상을 겪는다. 취침 중 소변을 보기 위해 자주 화장실을 간다거나 변비, 연하곤란 등을 겪는 것이 대표적이다. 뿐만 아니라 감각신경 이상 증상으로 통증, 화끈거림, 저림 등을 호소하기도 한다.

파킨슨병·파킨슨증후군, 차이점은?

간혹 파킨슨병을 '비전형적 파킨슨증후군' '이차성 파킨슨증후군' 등과 혼동하는 경우도 많다. 그러나 이들 질환은 약제에 대한 반응이나 치료 예후 등에서 분명한 차이를 보인다. 파킨슨증후군이란 하나의 질환이 아닌 떨림, 강직, 운동완서, 자세불안정 등 파킨슨병과 유사한 증상을 보이는 상태를 통칭하는 것으로 '비전형적 파킨슨증후군'의 경우 파킨슨병과 같은 퇴행성 질환이지만 중뇌 도파민 세포 소실이 원인이 되지 않는다.

'진행성 핵상마비'와 '피질기저핵변성' '다발신경계위축증' 등이 대표적이며, 파킨슨병보다 드물고 약에 대한 반응이나 예후 측면에서 상대적으로 좋지 않은 경과를 보인다.

이차성 파킨슨증후군 역시 파킨슨병과 비슷한 임상 양상을 보이는 질환으로, 약제나 독성물질, 외상, 뇌혈관성 질환, 정상압 수두증, 뇌염 등이 원인으로 지목된다.

파킨슨병을 다른 파킨슨증후군과 구별·진단하기 위해서는 전문의의 병력 청취와 함께 뇌 자기공명영상(MRI), 컴퓨터단층촬영(CT), 양전자단층촬영(PET) 등을 병행하는 게 좋다.

현존하는 최고 치료 약물 '레보도파'

퇴행성 질환인 파킨슨병은 치매와 마찬가지로 치료를 통해 직접적인 원인을 제거하거나 병의 진행을 막을 수 없다. 그러나 효과적으로 증상을 호전시키고 정상적인 생활을 할 수 있도록 돕는 치료법은 존재한다. 때문에 파킨슨병 진단을 받더라도 포기하지 않고 적극적으로 치료에 임할 필요가 있다.

검사를 통해 파킨슨병 진단을 받으면 대부분 약물치료를 먼저 시작한다. 치료에 사용되는 약물은 파킨슨병을 완치하거나 병의 진행을 중단시키는 것이 아닌, 부족한 도파민을 보충하는 역할을 한다. 가장 대표적인 치료제는 도파민 전구물질인 '레보도파(levodopa)'다.

레보도파는 위장관에서 흡수돼 뇌로 이동한 뒤 도파민으로 변환되는 약물로 파킨슨 환자의 뇌에서 부족한 도파민을 보충한다. 약이 개발돼 효과가 확인된 후 현재까지 파킨슨병 약물치료에 있어 가장 중요한 치료제로 자리 잡고 있으며, 현재 레보도파를 기본 성분으로 한 다양한 약물과 레보도파의 대사에 관여하는 보조적인 약물도 개발·이용되고 있다.

파킨슨병 약물치료에는 레보도파 외에 도파민과 유사한 물질인 '도파민 효현제'와 도파민이 체내에서 오랫동안 남아 있게 해주는 '도파민 분해효소 억제제' 등을 사용하기도 한다. 간혹 도파민성 약물로 호전되지 않는 비운동성 증상(치매·우울증 등)들을 치료하기 위해 해당 증상과 관련된 약물치료를 실시하는 경우도 있다. 고려대 안암병원 신경과 이찬녕 교수는 "효과가 좋은 약(레보도파)인 만큼 가장 각광받는 치료제라는 사실에도 당분간 변함이 없을 것"이라며 "추후 개발되는 치료제들은 도파민을 조절·공급하는 능력이 관건이 될 것으로 보인다"고 말했다.

약물치료는 대부분 환자가 일상생활에 큰 문제가 없을 정도로 치료효과가 좋다. 다만 치료를 시작하고 3~5년이 지나면 이상운동증, 운동요동현상 등 부작용이 발생하거나 약물치료 효과가 떨어질 수 있다. 이 경우 수술치료를 고려하기도 한다. 수술 역시 파킨슨병을 완치하는 것은 아니며 환자의 증상을 호전시키고 약효를 높이는 것을 목표로 한다.

현재 가장 많이 시행되고 있는 수술치료는 '뇌심부 자극술'로, 뇌의 특정 부위에 전극을 삽입한 뒤 이를 체내에 이식된 전기자극기에 연결해 뇌의 특정 부위를 지속적으로 자극한다. 수술은 효과를 볼 수 있는 환자를 주의 깊게 선별하는 과정을 거친 뒤 진행한다. 이찬녕 교수는 "수술 후 3~5년 정도 증상이 호전되고 약물 용량도 줄게 된다"며 "다만 수술 후에도 일부 증상을 완화하기 위해 계속해서 약물치료를 병행해야 하고, 수술 후 개선되지 않는 증상들도 있다"고 설명했다. 이어 "수술받는 환자의 경우 인지기능에 문제가 없고 치매가 없어야 하는 등 여러 조건을 충족해야 한다"고 덧붙였다.

효과적인 치료를 위해서는 재활치료 역시 중요하다. 물론 재활치료를 통해 중추신경계 병변 자체를 직접적으로 치료할 수는 없으나 환자의 신체기능을 돕고 삶의 질을 증진시키는 데 큰 도움이 될 수 있다. 재활치료는 특히 운동기능장애에 대해 개선 효과가 있으며, 연하장애, 언어장애에 대한 집중적인 재활치료도 일정 부분 효과를 볼 수 있다. 또한 파킨슨병 환자가 겪기 쉬운 근육통, 허리통증을 호전시키는 데도 효과적이다. 이찬녕 교수는 "짧은 시간 재활을 통해 증상이 개선될 수는 없는 만큼 일상에서 걷기와 같은 유산소운동 등을 꾸준히 하는 것이 중요하다"고 강조했다.

운동, 지금이라도 시작하세요

운동은 파킨슨병 치료에 있어 가장 중요한 요소 중 하나다. 주기적으로 운동을 할 경우 근력, 유연성, 지구력 등 신체적 기능을 향상시키고 파킨슨병의 주요 증상을 개선하는 데 도움이 된다. 초기 파킨슨병 환자의 적극적인 신체활동이 인지기능 저하를 늦출 수 있다는 연구 결과(인하대병원)도 있다.

운동을 할 때는 몸의 유연성과 균형감을 함께 향상시키는 운동과 코어 근육(복부·몸통 근육)을 강화하는 운동을 병행하는 게 좋다. 운동 종류는 본인의 신체 상태를 고려해 선택해야 하며, 관절이나 신체에 무리가 가지 않는 선에서 매일 규칙적으로 하는 것이 중요하다. 특히 파킨슨병 환자의 경우 하루 중에도 컨디션 변화가 심할 수 있으므로 가급적 신체 컨디션이 좋은 시간대에 운동하도록 한다.

파킨슨병 환자에게 추천되는 운동에는 걷기, 수영, 체조, 태극권, 요가 등이 있다. 걷기 운동은 기본적인 운동 효과와 함께 보행 능력도 향상시킬 수 있어 간단하면서도 좋은 운동으로 꼽힌다. 관절염 등 근골격계 질환이 함께 있다면 중력 영향을 최소화할 수 있는 수영, 물속에서 걷기 등이 권장되며 서 있거나 걷는 것이 불안정할 경우 앉거나 누운 자세에서 하는 운동이 좋다.

운동 중 부상 위험이 있는 환자라면 반드시 보조기 등 안전장치를 착용하고 보호자·관리인이 동행한 상태에서 운동해야 한다. 운동 효과를 높이기 위해서는 담당 의사와 신체 상태, 이에 따른 운동법·운동시간에 대해 상담하거나 재활의학과에 의뢰해 운동능력 상태를 평가하고 적절한 운동법을 처방받는 것도 방법이다.

04

의외로 흔한 '노인 우울증'

불면증?

기억력 감퇴?

노인 우울증과 우울증은

다르다

우울증은 삶의 의욕을 떨어뜨리는 것을 넘어 살고
자 하는 의지 자체를 무력화시킨다. 특히 그 대상이 노인처럼 정서적·
신체적으로 쇠약한 상태라면 더욱 무서운 기세로 심신을 파고든다. 실
제 우울감에 빠진 노인들은 삶에 대한 의지를 상실한 모습을 자주 보
이곤 한다. 이는 '100세 시대'라는 이름에 가려진 우리 사회의 현주소이
기도 하다.

우울증은 노인에게서 비교적 흔하게 발견되는 질환이다. 건강보험심사평가원에 따르면 2019년 기준 국내 우울증 환자 수는 약 79만명이며, 이 중 31.2%를 65세 이상 노인이 차지했다. 특히 70세 이상 환자는 2016년 15만9297명에서 2019년 17만8998명으로 3년 새 2만명 가까이 증가했다. 전문가들은 노인을 비롯한 가족 구성원 간 분리가 가속화되고 개인주의가 확산될수록, 집단주의·가족주의적 삶을 살아온 노인들의 우울증 유병률이 증가할 것으로 전망하고 있다.

증상 인지 어려운 노인 우울증, 그래서 더 무섭다

문제는 노년기에 우울증이 발생해도 증상을 인지하기 쉽지 않다는 점이다. 환자 스스로 우울감, 무기력감, 의욕저하와 같은 '증상'을 겪어도, 이를 노화 과정에서 나타나는 자연스러운 '변화' 정도로 치부하는 경우가 많기 때문이다. 여러 가지 신체증상과 인지기능 저하가 두드러지다 보니, 다른 질환으로 오인해 부적절한 치료를 받기도 쉽다. 그러나 노인 우울증은 정신적으로 심각한 고통을 유발하는 것은 물론, 환자 삶의 질 자체를 저하시킬 수 있는 만큼, 평소 주요 증상을 정확하게 숙지하고 적극적으로 검사·치료해야 한다.

우울증은 기본적으로 △우울한 기분 △흥미·즐거움의 상실 △식욕 저하 △수면장애 △인지기능 저하 △초조함 △피로 △사고력·집중력 감소 등과 같은 증상을 유발한다. 그러나 노인 우울증 환자의 경우 이 중

수면장애와 초조함, 불안 등의 증상이 나타나는 반면, 우울한 기분은 잘 드러내지 않는다. 이로 인해 우울증이 있어도 단순히 수면제·진정제만을 처방받으면서 증상을 방치하고 악화시키는 경우가 많다.

일반 우울증과 증상 달라 발견 어려워

노인 우울증은 기억력 저하와 통증을 동반한다는 점에서도 일반적인 우울증과 차이를 보인다. 이는 많은 노인 우울증 환자들이 질환을 오인해 내과·외과·신경과 등에서 검사·치료를 받는 이유기도 하다. 환자에게 이 같은 증상이 생기는 것은 뇌혈관이 좁아지거나 막히며 발생하는 '혈관성 우울증'이 원인이다. 혈관성 우울증은 당뇨병·고혈압·노화 등으로 인해 감정에 관여하는 전두엽·시상하부 주변 혈관, 또는 '세로토닌'과 같은 신경전달물질을 생성·분비하는 뇌 일부 부위가 막히면서 나타난다. 우울증과 함께 기억력이 떨어지는 것 역시 뇌의 모세혈관이 좁아져 전두엽의 기억 관련 기능이 저하된 데 따른 것이다.

관절염, 허리디스크와 같은 근골격계 질환이 있는 노인의 경우, 우울증을 앓게 되면 몸의 감각이 예민해져 쉽게 통증을 느끼기도 한다. 이로 인해 특별한 이유 없이 통증을 호소하거나 서로 관련 없는 부위에 통증을 느끼는 모습을 보인다.

노인 우울증을 정확하게 진단하기 위해서는 전문의 병력 청취와 정신의학적 면담을 통해 증상 여부를 확인해야 한다. 이후 심리 상태를 자세히 파악하기 위해 심리검사를 실시하거나 인지기능장애 정도를 확인하기 위한 인지기능검사를 실시할 수도 있다. 증상에 따라서는 다른 질환과의 연관성을 파악하는 차원에서 진단의학적 검사나 뇌영상 검사를 실시하는 경우도 있다.

다양해지는 원인… 코로나19에 미세먼지도 영향

노인 우울증의 원인은 크게 사회심리학적 요인과 생물학적 요인으로 구분된다. 대부분 하나의 요인이 원인이 되기보다, 두 요인이 복합적으로 영향을 미친다.

우선 사회심리학적 요인에는 노년기 질환·장애 등 '건강의 상실'과 은퇴 후 찾아오는 '경제적 능력의 상실', 배우자·친지와 사별, 가족과 분리 등으로 인한 '대인관계의 상실' 등 노년기에 겪게 되는 여러 가지 상실이 포함된다. 특히 코로나19는 노인들의 이 같은 상실감을 더욱 증폭시켰다. 고려대 구로병원 정신건강의학과 한창수 교수는 "노년기는 심리적·사회적 지지와 가족 간 대화가 매우 중요한 시기"라며 "코로나19 이후 사람을 만나지 못하고 외로움을 느끼면서, 새로 우울증을 앓게 되거나 기존 우울증 증상이 심해진 노인들이 늘었을 것으로 예상된다"고 말했다.

노인 우울증의 생물학적 요인은 신경생화학적 요인과 신경해부학적 요인으로 나눠 설명할 수 있다. '세로토닌'과 같이 감정 조절에 작용하는 신경전달물질의 저하는 대표적인 신경생화학적 요인이다. 신경해부학적 요인으로는 감정을 조절하는 뇌 회로 부위 모세혈관 이상을 들 수 있다. 이 회로 부위에 혈액과 영양소를 공급하는 모세혈관이 막히면 우울증 발생 가능성이 높아지는 것이다.

최근에는 두 요인 외에 여러 신체 질환이나 환경오염 등이 노인 우울증에 영향을 미친다는 연구결과도 발표되고 있다. 조선대 의대 예방의학교실 박종 교수 연구팀은 2017년 '지역사회건강조사 자료'를 기반으로 국내 65세 이상 노인 6만7417명의 거주지 초미세먼지 농도와 우울증 발생률을 분석했다. 분석 결과, 초미세먼지 농도가 $25{\sim}36\mu m/m^3$인 지역에 사는 노인은 $0{\sim}22\mu m/m^3$인 지역에 사는 노인에 비해 우울증 발생 위험이 1.5~1.66배가량 높아지는 것으로 나타났다. 연구팀에 따르면, 초미세먼지는 비강에서 비강상피세포로 침범해 염증을 일으키고 뇌조직에 손상을 입히며 우울증까지 유발할 수 있다. 또한 점액세포청소에 의해 제거되지 않은 초미세먼지가 폐포에 도달할 경우, 염증을 일으키고 염증물질 사이토카인을 분비해 노인 신경계에 영향을 미칠 가능성도 있다.

마음의 병은 몸의 병이 된다

여러 질환이 노인 우울증의 원인이 되는 것과 반대로, 노인 우울증이 다른 신체 질환을 일으킨다는 연구결과도 있다. 최근 대한가정의학회지에 게재된 연구(한림대병원 연구팀)에 따르면, 노인 우울증 환자는 우울증을 앓지 않는 노인에 비해 심뇌혈관 질환 발병률이 높게 나타났다. 2007~2008년 사이 국민건강검진을 받은 국내 65세 이상 노인 약 10만 명의 데이터(국민건강보험공단)를 분석한 결과, 우울증 환자군의 심장병 발병률은 16.1%로 대조군(11.7%)보다 38%가량 높은 것으로 확인됐다. 연구팀은 우울증이 교감신경계장애를 유발해 심박수를 과도하게 높이면서 심혈관을 손상시킨 것으로 분석했다. 또한 우울증이 혈소판 활성화를 증가시켜 혈전 형성 위험을 높이고, 혈관내피를 손상시킨 점도 영향을 미쳤을 것으로 추정했다. 우울증 환자군은 뇌질환 발병률 역시 20.6%로 대조군(14.4%) 대비 46%가량 높았다. 이는 우울증으로 인해 코르티솔 호르몬 수치가 높아지면서 내장지방량이 늘고 고지혈증 위험을 높였기 때문으로 추정된다.

노인 우울증과 치매의 연관성도 국내외 연구를 통해 계속해서 입증되고 있다. 여러 논문을 보면 노년기 만성화된 우울증이 환자의 기억력에도 영향을 미쳤음을 확인할 수 있다. 국제 학회나 의료기관에서는 치매 예방을 위해 적극적으로 우울증 치료를 받아야 한다고 권장하기도 한다.

주의할 점은 노인 우울증으로 인해 치매가 발생하는 것과는 별개로, 두 질환에 나타나는 기억력 저하 증상이 서로 다른 양상을 띤다는 것이다. 노인 우울증 환자의 경우, 치매 환자에 비해 기억력 저하가 비교적 급성으로 발생하고, 기억력장애 유병기간이 짧다. 또한 기억력 문제보다 정서적 문제가 먼저 나타나며, 증상이 일정하지 않은 모습을 보인다. 이처럼 두 질환은 원인과 양상이 서로 다른 만큼, 각 질환에 적합한 치료를 받아야만 증상을 지연·완화할 수 있다.

발전하는 치료… 약물·상담 넘어 증강현실까지

노인 우울증의 사회심리적 요인은 정신치료를 시행해 개선하며, 생물학적 요인 치료에는 약물을 사용한다. 원인 질환이 있는 경우, 해당 질환에 대한 치료가 이뤄져야 한다.

정신치료에는 대인관계치료, 인지행동치료 등이 있다. 이 같은 치료는 노인 우울증의 주요 원인인 '상실'을 치유하고 자존감을 회복시키는 것을 목표로 한다. 약물치료 시에는 항우울제를 주로 투여해 감정 관련 신경전달물질인 세로토닌의 농도를 정상화시키며, 신속한 치료가 필요할 경우 전기충격치료를 시행할 수도 있다. 다만 전기충격치료는 자살 가능성이 매우 높거나 식사를 아예 거부하는 등 심한 우울증이 있는 경우, 항우울제 위험성이 크거나 효과가 없는 경우, 빠른 임상적 호전이 필요한 경우 등에만 고려한다.

노인 우울증은 사회심리적 요인과 생물학적 요인이 복합적으로 작용하는 경우가 많은 만큼, 치료 역시 대부분 두 가지 치료를 병행한다. 특히 대화가 단절된 노인의 경우 심리적 위안과 공감이 시급하므로, 약물치료와 함께 이야기를 들어주는 상담치료를 적극적으로 병행할 필요가 있다. 효과적인 치료와 예방, 재발 방지를 위해서는 치료를 통해 증상이 해소된 후에도 일정 기간 정신·약물치료를 지속해주는 게 좋다.

한창수 교수는 "국내외 논문에 따르면 가장 효과적인 치료는 약물과 상담치료를 병행하는 것"이라며 "노인의 경우 전반적으로 몸 상태가 좋지 않거나 불면증 등이 있을 수도 있기 때문에, 증상과 신체 상태, 기저 질환 등을 종합적으로 고려해 적합한 치료를 시행해야 한다"고 설명했다. 이어 "모든 우울증의 증상을 치료할 수 있는 것은 아니다"라며 "치료를 통해 70%를 해결한다면 남은 30%는 환자 스스로 마음의 문제를 해결해야 한다. 이를 돕는 것이 상담치료의 역할이다"라고 강조했다.

최근 노인 우울증 치료 기법은 기존 약물·상담치료에 의존하지 않고 계속해서 다양화되고 있다. 자기장치료, 전기자극치료, 광치료, 바이오피드백 등 의료기기를 이용한 치료법들이 크게 주목받고 있으며, 메타버스, 증강현실 등도 디지털 치료기법 발전과 함께 약물·상담치료의 보조 도구로 적극 활용되는 추세다. 한 교수는 "이미 복용 중인 약물이 많은 고령 환자의 경우, 추가적인 약 처방·복용에 대해 거부감·부담감을 가질 수 있다"며 "새로운 치료기법들은 이 같은 환자의 특성을 반영한 것으로, 치료기법이 발전할수록 활용도 또한 높아질 것으로 예상한다"고 말했다.

우울감·외로움에 극단적 선택… "사회 연결망 구축 절실"

최근 보건복지부 조사에 따르면, 우리나라 국민의 연령대별 자살률(인구 10만명당·2019년 기준)은 △80세 이상 67.4명 △70대 46.2명 △60대 33.7명 순으로 나타났다. 60대 이상이 모두 상위권을 차지한 것으로, 특히 70대 이후 자살률이 급증했다는 점에 주목할 필요가 있다.

노인 자살 문제는 노인 우울증과도 깊게 연관될 수밖에 없다. 실제 우울증은 노인 자살에 가장 큰 영향을 미치는 정서적 요인으로 지목되기도 한다. 노인 우울증 환자의 경우 나이가 들수록 신체적·정신적으로 쇠약해지고 우울감이나 외로움, 불안감 등을 더욱 크게 느끼는 반면, 이를 해결할 방법을 찾지 못하거나 해결에 대한 의지 자체를 상실하게 된다. 대인관계가 단절된 노인일수록 더욱 이 같은 성향이 강하게 나타나며, 이로 인해 부정적인 생각들이 쌓여 극단적인 결단에 이르곤 한다. 이는 우울증을 노년기에 나타나는 일반적인 노화현상으로 간과해선 안 되는 이유기도 하다. 한창수 교수는 "노인의 경우 사회적 관계나 가족 관계 등에서 위안, 희망 등을 얻기 어렵다 보니, 희망이 없고 불투명한 미래로 인해 좌절감을 느낄 위험이 높다"며 "노인 스스로 해결하기 어려운 문제인 만큼, 사회적으로 노인을 위한 여러 연결망을 회복·구축하는 움직임이 필요하다"고 말했다.

노인 자살을 예방하기 위해서는 당사자와 주변인, 사회적인 지지가 모두 필요하다. 가족 또는 주변 노인이 자해를 시도하거나 자살과 관련된 말을 반복적으로 하는 등 위험 증상을 보인다면 약물치료를 권할 필요가 있다. 또한 더 많은 사람이 환자에게 관심을 갖도록 독려하며, 상담을 통해 수면·섭식생활이 안정될 수 있도록 도와야 한다. 환자가 억압된 감정들을 표출하고 새로운 일이나 생활환경에서 자신의 강점을 발휘할 수 있도록 격려하는 것도 중요하다. 음주·흡연에 지나치게 의존하는 경우에는 이 같은 문제를 해결하는 게 우선이다.

노인 우울증 Q&A

Q. 우울증 환자는 어떤 마음가짐이 필요한가.

적극적으로 전문가의 도움을 받아야 하며, 우울증에 대한 편견에 흔들리지 말아야 한다. 우울증은 단지 질병일 뿐이며, 우울증에 걸렸다고 해서 성격이 나약한 것도, 남들보다 능력이 뒤지는 것도 아니다. 편견이 두려워 치료를 받지 않고 방치하면 오히려 우울증이 심화되고 인지능력이 저하될 수 있다. 조급함을 갖지 않는 것도 중요하다. 노인 우울증은 증상에 따라 치료 속도가 모두 다르다. 평소 의욕이 저하되거나 귀찮게 느껴지더라도 다른 사람들과 함께 지내며 기분을 좋게 만들 필요가 있다.

Q. 환자의 가족은 어떻게 치료를 도울 수 있나.

치료를 받도록 적극 권유하는 것이 가장 중요하며, 증상을 이유로 환자를 비난해선 안 된다. 특히 우울증으로 인해 의욕이 저하된 환자를 게으르거나 나약하다고 비난하는 것은 금물이다. 환자와 이야기할 때는 어려움을 충분히 들어주고 공감하되, 섣부른 위로는 하지 않는 게 좋다. 환자에게 여러 가지 활동을 권할 경우 조급하게 강요하지 말아야 한다.

Q. 우울증 약을 복용하면 정신이 멍해지고 바보처럼 될 수 있나.

과거에 사용되던 항우울제 중에는 진정작용이 강해 약물을 복용하면 낮에도 졸리고 멍해지는 부작용이 있었다. 그러나 최근에는 이 같은 약물을 잘 사용하지 않는다. 새로 개발된 항우울제들은 이런 부작용이 없으며 복용해도 생활에 지장이 없다.

Q. 우울증 약은 중독성이 있어 한번 먹으면 평생 먹어야 하나.

그렇지 않다. 우울증 약은 전혀 중독성이 없으며, 우울증이 완치되고 재발 위험이 없다고 판단되면 얼마든지 중단할 수 있다. 다만 약물 중단 후 증상이 재발해 다시 치료가 필요할 경우, 보다 긴 기간 동안 약물치료가 필요할 수 있다. 이는 중독성이 아닌 우울증 경과 차이로 인해 복용 기간이 달라지는 것으로, 오히려 적기에 치료를 받지 않아 우울증이 만성화되면 치료 기간이 더 길어질 수 있다.

05

건강수명 단축 '골다공증'

**골다골증은
여성만?
노년 골절 사망
남성이 더 많다**

우리 몸의 뼈는 일생 동안 만들어지고 성장하며 흡수돼 없어지는 과정을 반복한다. 20~30대를 넘어서면 만들어지는 뼈보다 없어지는 뼈가 많아지며, 전체적인 뼈의 양 또한 계속해서 줄게 된다. '골다공증'이란 이처럼 뼈의 양이 감소하고 뼈가 약해져 쉽게 골절에 이를 수 있는 골격계 질환이다.

특히 노인의 경우 골다공증 골절로 인해 다양한 합병증은 물론 사망에도 이를 수 있는 만큼, 골다공증을 비롯한 전체적인 뼈 건강관리에 많은 신경을 써야 한다.

환자 100만명 시대… 골밀도 검사는 선택 아닌 필수

골다공증은 골밀도가 저하되면서 뼈에 구멍이 많아지고 전체 뼈 구조에 이상이 생긴 상태로, 원인에 따라 일차성·이차성으로 나뉜다. 자연적으로 발생하는 것이 '일차성 골다공증'이라면 질환, 약물 등에 의해 발생하는 골다공증을 '이차성 골다공증'이라고 한다. 노화 과정에서 골밀도가 줄면서 생기는 골다공증은 폐경 후 나타나는 골다공증과 함께 일차성 골다공증으로 분류된다. 우리나라의 경우 인구 고령화와 함께 환자 수가 빠르게 늘면서 진료인원만 100만명을 넘어선 상태(2019년 기준 108만명·국민건강보험공단)다.

특이적 증상이 없는 골다공증은 골절이 발생하기 전까지 발견하지 못하는 경우가 대부분이다. 때문에 50대를 넘어서면 질환을 발견·예방하는 차원에서 주기적으로 골밀도 검사를 받는 것이 좋다. 골다공증 진단에는 골밀도 검사와 함께 △혈액검사 △골절 의심 부위 X선 검사 △생화학적 골 표지자 검사 등이 사용된다.

'이중에너지 X선 흡수계측법(DXA)'은 대표적인 골밀도 측정방법으로, 세계보건기구(WHO)에서는 척추·대퇴골 측정값을 기준으로 골다공증을 진단하도록 제시하고 있다. 두 부위를 측정할 수 없는 경우에는 팔목 부위 측정값으로 골다공증을 진단한다.

골밀도를 판정할 때는 측정된 절대값 대신 'T-값'과 'Z-값'을 사용한다. T-값은 동일한 성별에서 젊은 성인 집단의 평균 골밀도 대비 표준편차를 나타낸 것으로, 건강한 젊은 성인과의 차이를 의미한다. Z-값은 T-값과 달리 같은 연령대 성인과 골밀도 차이를 나타낸다. 폐경 이후 여성과 50세 이상 남성의 경우 T-값에 따라 골다공증을 진단하고, 소아·청소년·폐경 전 여성·50세 미만 남성은 Z-값을 사용한다. WHO 제시 기준에 따르면, T-값이 '-2.5 이하'일 경우 골다공증으로 판정하며, '-1.0에서 -2.5 사이'일 경우에는 골감소증으로 진단한다. 쉽게 말해 정상 수치를 100%라고 가정했을 때 75% 미만인 경우 골다공증이라고 볼 수 있다. T-값이 -1.0 이상이면 정상에 해당하며, 반대로 -3.0 이하는 골다공증 초고위험군으로 분류된다. Z-값 사용 대상은 측정값이 -2.0 이하일 때 '연령 기대치 이하'로 정의한다. 이 경우 이차성 골다공증 가능성을 염두에 둬야 한다.

골다공증은 현재 골밀도뿐 아니라 향후 골절 위험도를 평가하는 것 또한 중요한 만큼, 위험군에 속한다면 골밀도 검사와 함께 이차성 골다공증 가능성을 확인하기 위한 '생화학적 골 표지자 검사'를 받을 필요가 있다.

골다공증은 여성만? 남성도 예외 없다

골다공증은 '여성 질환'이라는 인식이 강하다. 실제 골다공증 환자의

90% 이상은 50대 이상 여성이 차지하고 있다. 여성의 경우 기본적으로 남성에 비해 뼈가 가늘고 약한 데다, 골 흡수를 감소시키고 골 형성을 촉진하는 역할을 하는 에스트로겐 수치가 폐경 이후 급격히 줄어들기 때문이다.

그러나 남성 역시 방심해선 안 된다. 남성의 경우 테스토스테론이 계속해서 생성되고 골 약화 속도도 상대적으로 느리지만, 30대 중반에 접어들면 연 1%가량 성호르몬 분비량이 줄며 골 약화가 진행되기 때문이다. 실제 국내 50세 이상 남성 10명 중 5명은 골다공증이나 골감소증 증상을 겪는 것으로 알려졌다. 오히려 노년기 골절로 인한 사망률은 남성이 여성보다 높다. 70세 이후 대퇴부 골절을 겪을 경우 남성은 1년 내 사망 확률이 54%며, 여성은 34%다.

이처럼 남성의 골다공증 예후가 좋지 않은 것은 '관심 부족' 탓이 크다. 대한골대사학회에 따르면, 전체 남성 골다공증 환자 중 골다공증 사실을 인지하고 있는 남성은 약 10%에 그친다. 이는 여성(24%)의 절반에도 못 미치는 수준이다. 골다공증 진단 후 약물 처방률 역시 남성 16%, 여성 36%로, 2배 이상 차이를 보인다. 골다공증을 진단을 받아도 치료를 받는 환자가 그만큼 적다는 의미다. 이로 인해 세계골다공증재단은 2050년까지 남성 고관절 골절이 310% 증가(여성 240%)할 것으로 예측하기도 했다.

골절, 그리고 재골절

골다공증의 가장 큰 문제는 골절 위험을 높인다는 것이다. 어린이나 젊은 사람은 부러진 뼈가 비교적 빨리 붙지만, 나이가 많은 사람, 특히 고령 골다공증 환자의 경우 뼈가 쉽게 붙지 않고 뼈가 붙더라도 이후 일상생활에 지장을 받게 된다. 노년기 골절로 인해 기본적인 신체활동이 어려워지면 욕창, 폐렴, 요로감염, 하지정맥혈전, 폐색전증 등이 발생할 수 있으며, 심한 경우 사망에도 이를 수 있다.

실제 골다공증 골절이 당뇨병·천식보다 건강수명을 단축시킨다는 국내 연구결과도 있다. 이화여대 약학대학 배그린 교수팀은 2008~2012년 국민건강보험공단 자료를 활용해 '장애보정생존연수(DALY)'를 기준으로 연령·성(性)·골절부위별 골다공증 골절의 질병 부담을 연구·분석했다.

장애보정생존연수란 질병으로 인해 감소한 '건강수명(건강하게 살 수 있는 기간)'을 나타내는 지표로, 장애보정생존연수가 높은 질병일수록 건강수명을 더 많이 단축시킨다고 볼 수 있다.

연구 결과, 각 골절 부위의 장애보정생존연수는 △척추 1000명당 31.68인년 △고관절 1000명당 24.96인년 △손목 1000명당 10.38인년으로 나타났다. 특히 골다공증으로 인한 척추 골절과 고관절 골절은 당뇨병(1000명당 21.81인년), 천식(1000명당 8.77인년)보다 건강수명에 더 큰 영향을 미치는 것으로 확인됐다. 연구팀은 "척추·고관절 골절은 중장년

층 삶의 질을 크게 떨어뜨리는 만큼 반드시 관리가 필요하다"라며 "인구 고령화로 인해 골다공증 골절의 질병 부담은 더욱 커질 것으로 예상된다"고 말했다.

골다공증 환자의 경우 한 번 골절이 발생하면 4명 중 1명이 다시 뼈가 부러질 만큼 재골절 위험도 높다. 첫 골절 당시 적절한 치료를 받지 않을 경우, 이 역시 합병증과 사망 위험을 높이는 원인이 된다. 재골절은 주로 척추에서 발생하는데, 척추 골절이 생길 경우 1년 내 사망률이 5.4%에 달한다. 따라서 뼈가 한 번 이상 부러진 골다공증 환자는 추가 골절을 예방하기 위해 주기적으로 병원을 찾아 뼈 상태를 점검하고 필요한 경우 약물치료를 받아야 한다.

골흡수억제제·골형성촉진제 사용… "치료 포기 말아야"

골다공증 치료 약물은 뼈가 파괴되는 것을 막는 '골흡수억제제'와 새로운 뼈의 생산을 증가시키는 '골형성촉진제'로 나뉜다. 현재까지는 효과와 안전성이 앞서는 것으로 판단되는 골흡수억제제가 치료에 주로 사용되고 있으며, 골형성촉진제 또한 관련 연구가 계속해서 진행되고 있다.

국제골다공증재단(IOF)은 골형성 촉진과 골흡수 억제 이중작용 효과를 가진 로모소주맙 성분 신약을 골다공증 고위험군 1차 치료제로 권고하기도 한다.

강동경희대병원 내분비대사내과 정호연 교수는 "검사를 통해 골절 위험이 있어 약물치료가 필요하다고 판단될 경우, 생활 교정과 함께 골흡수억제제 또는 골형성촉진제를 사용한다"며 "과거보다 좋은 약제들이 많이 개발되면서 약에 대한 선택권도 많아졌다"고 말했다.

'비스포스포네이트'는 골절 예방에 확실한 효과를 보이는 골흡수억제제로, 현재까지 골다공증 치료에 가장 많이 사용되고 있다. 비스포스포네이트를 경구 투여할 경우에는 공복 시 투여하는 것을 원칙으로 한다. 약제 특성상 위장관을 통한 흡수율이 매우 낮아 투여량의 약 1%만 흡수되고, 음식이나 음료수와 같이 섭취할 경우 거의 흡수되지 않기 때문이다. 위장 장애나 약제 복용이 어려운 환자에게는 주사제를 사용할 수도 있다.

이 밖에 골다공증 치료에 사용되는 골흡수억제제제에는 '선택적 에스트로겐 수용체 조절제'와 '여성호르몬 요법'도 있다. 선택적 에스트로겐 수용체 조절제는 에스트로겐이 뼈에 미치는 좋은 효과를 유지하면서 자궁과 유방에 줄 수 있는 단점을 보완한 약제로, 유방암 발생 위험을 감소시킨다는 점에서 장점을 갖는다. 다만 여성호르몬과 반대 작용으로 인해 폐경 직후 여성의 안면홍조를 악화시킬 수 있어 주의해야 한다.

골형성촉진제인 부갑상선호르몬제제의 경우 골흡수억제제와 달리 새로운 뼈를 생성하고 뼈의 구조를 복원시키는 효과가 있다. 이를 통해 골절 위험을 직접적으로 감소시킬 수 있으나, 주사제로 개발돼 매일 피하

주사해야 한다는 점과 고가인 점 등이 단점으로 지목된다. 정호연 교수는 "그동안 여러 가지 약물 사용 조건 등으로 인해 골형성촉진제보다는 골흡수억제제를 주로 사용해왔다"며 "그러나 최근 학계에서는 골절이 심하거나 골밀도가 낮은 환자 등에게 골형성촉진제를 먼저 사용하는 게 좋다는 주장이 계속해서 나오고 있다"고 말했다. 이어 "약물 사용에 있어 비용적인 문제가 남았지만, 과거에 비해서는 약가가 낮아지면서 접근성이 점차 좋아지고 있다"고 덧붙였다.

문제는 이처럼 효과가 입증된 치료제들이 있음에도 골다공증을 단순 노화 현상으로 인식해 방치하는 경우가 많다는 점이다. 그러나 골다공증은 반드시 치료가 필요하고, 방치 시 골절로 인해 사망에도 이를 수 있는 질환임을 잊어선 안 된다. 정호연 교수는 "손목이나 손가락, 발가락 골절을 제외한 모든 골절은 노년기 사망률을 증가시킨다"며 "특히 골다공증 대퇴골절의 경우 1년 내 사망률이 약 20%에 달할 정도로 위험하다"고 강조했다.

여성호르몬 치료, 괜찮을까?

'여성호르몬 요법'은 대부분 골다공증 골절을 예방하는 데 효과가 확인된 치료법이다. 폐경 후 치료 시점에 따라 치료 결과가 다르지만, 폐경 초기 여성에게는 효과를 기대할 수 있다. 반면 60세 이상 여성의 경우 골다공증 예방·치료만을 위해 표준 용량의 여성호르몬 요법을 시작하는 것은 권장하지 않고 있다.

일각에서는 골다공증 치료에 사용되는 여성호르몬제가 유방암 등 각종 암 유발 가능성을 높일 수 있다는 우려도 제기된다. 실제 일부 연구에서는 고령 여성이 여성호르몬인 에스트로겐과 프로게스테론 복합제를 5년 이상 장기간 사용할 경우 유방암 발생 위험을 높일 수 있다는 결과가 발표되기도 했다.

실제 여성호르몬제는 암 발생을 높이는 위험한 치료제일까. 전문의 처방대로 사용한다면 크게 우려하지 않아도 된다. 여성호르몬제는 폐경 후여성의 갱년기 증상을 개선하는 데 도움이 되며, 골밀도를 증가시키고 골절을 예방하는 효과도 있다. 다만 여성호르몬제의 사용 여부, 용량, 투약기간 등은 환자에 따라 차이가 있으므로, 반드시 처방의와 충분한 상의를 거쳐 투약해야 한다.

전문가들은 약 사용에 대한 두려움으로 인해 투여기간을 제한하기보다, 연 1회 정기 진찰·검사를 통해 지속 여부를 결정하는 게 좋다고 이야기한다. 그러나 질출혈, 유방암, 자궁내막암 등과 같은 병력이 있는 경우에는 가급적 여성호르몬제 계열 골다공증 치료제를 사용하지 않도록 한다.

약만큼 중요한 칼슘·비타민D

칼슘과 비타민D는 뼈 건강을 위해 반드시 보충해야 하는 영양소다.

칼슘은 뼈의 무기질 침착에 필요하며, 뼈의 파괴를 억제하는 효과도 갖고 있다. 매일 칼슘을 적당량 섭취할 경우 최대 골량을 취득하고 골다공증을 예방하는 데도 도움이 된다. 50세 미만 성인이 골다공증을 예방하기 위해서는 하루 1000mg의 칼슘을 섭취해야 하며, 50세 이상 성인은 최소 1200mg의 칼슘을 섭취하는 게 좋다. 유제품을 비롯한 여러 음식으로도 칼슘을 보충할 수 있지만, 대부분 골다공증 환자는 식사만으로 필요한 칼슘량이 충족되지 않는다. 때문에 칼슘 제제를 통해 섭취량을 보충할 필요가 있다. 탄산이 포함된 칼슘 제제를 섭취할 경우 위산에서 잘 용해되므로, 음식과 함께 먹도록 한다.

식사나 자외선 피부 합성 과정을 거쳐 체내 공급된 비타민D는 간과 신장을 거쳐 활성형 비타민D가 된다. 이를 통해 장에서 칼슘의 흡수를 증가시키고 뼈의 무기질을 침착시키는 역할을 한다. 반면 비타민D가 결핍될 경우 뼈가 약해지는 골연화증이 발생할 수 있다. 비타민D 섭취를 위해서는 일정 시간 햇볕을 쬐는 것이 좋다. 특히 비타민D는 함량이 높은 음식이 많지 않기 때문에, 평소 활동량이 적은 노인일수록 적절한 야외활동을 통해 햇볕을 쬐는 것이 중요하다. 야외 활동이 제한된다면 건강보조식품이나 약물 등을 섭취하는 것도 방법이다. 50세 이상 성인은 골다공증 예방을 위해 하루 800~1000IU의 비타민D를 섭취할 것을 권장한다.

골다공증 예방, 사소한 변화부터 시작

골다공증 예방·완화를 위해서는 주기적인 운동 또한 매우 중요하다. 영양소를 보충한다고 해도 뼈에 적절한 자극을 주지 않는다면 골질이 유지되기 어렵기 때문이다. 운동은 노화를 억제하고 체력과 균형감각을 향상시키며, 낙상 위험을 줄이는 데도 도움이 된다. '주 150분 이상 유산소운동, 주 2회 이상 근력운동'을 원칙으로 하되, 구체적인 운동 종류와 강도, 시간 등은 환자 개인의 선호도, 전신 상태를 우선적으로 고려해 선택한다.

무리한 운동이 부담된다면 가벼운 걷기 운동부터 시작하는 것도 좋다. 운동은 단기간 많은 양을 하는 것보다 꾸준히 하는 것이 중요하므로, 하루 30~60분 이상, 주 3~5회 정도 운동하는 습관을 갖도록 한다.

이와 함께 잠을 충분히 자고 카페인, 식이섬유 섭취를 삼가는 등 생활습관을 개선하는 노력도 필요하다. 수면량이 부족할 경우 파골세포와 조골세포가 균형을 이루도록 하는 '칼시토닌' 호르몬의 체내 분비가 줄어들 수 있으며, 이로 인해 뼈를 재생산하는 과정에도 문제가 생길 수 있다. 또한 과도한 식이섬유와 카페인 섭취는 철분, 아연 등 필수 미네랄과 지용성 비타민, 칼슘을 배출시켜 골다공증을 악화시키는 원인이 되므로 피해야 한다.

골다공증 환자는 골절 예방을 위해 평소 사소한 행동에도 주의가 요구된다. 골밀도가 심하게 저하되면 낙상뿐 아니라 재채기를 하거나 과속

방지턱을 넘는 등 아주 작은 충격에도 골절상을 입을 수 있다. 실내에는 걸려서 넘어질 수 있는 문턱을 없애고, 화장실이나 욕조 바닥에 미끄럼 방지 타일·패드를 설치해 낙상 위험을 줄이도록 한다.

전종보_ 헬스조선 기자

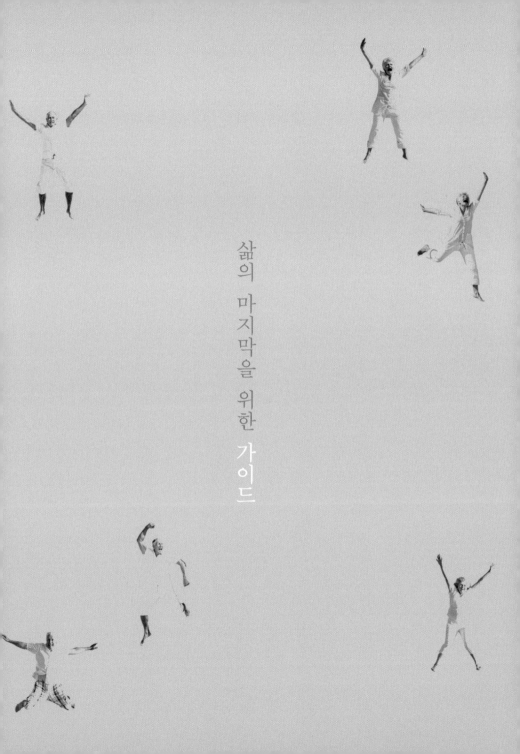

삶의 마지막을 위한 **가이드**

간병인보험

**장수 리스크에
어떻게
준비하고
계십니까?**

　　고령화사회는 생각보다 훨씬 빠르게 다가오고 있다. 특히 우리나라는 전 세계에서 고령화사회로의 진입 속도가 가장 빠른 나라 중 하나이며, 2025년에는 전체인구 중 65세 이상이 20%에 달하는 초고령사회로 돌입할 것으로 추정된다. 2019년 한국인의 기대수명은 83.3세로, 장수 리스크를 걱정해야 할 만큼 늘어났다. 오래 건강하게 산다는 건 축복이지만 오래 아픈 상태로 산다는 것은 재앙이다.

과거 우리나라는 자식이 부모를 지극히 봉양하는 것이 미덕이었다. 때문에 부모의 간병은 사회적 문제이기 이전에 개인의 문제로 치부되었고, 자식이 간병을 위해 경제활동을 포기해야 하는 것은 당연한 도리이자 의무로 받아들여졌다.

하지만 시대가 바뀌어 경제적 가치가 우선되고 부모와 자식 간의 전통적 가치가 흔들리고 있는 요즈음 장수 리스크는 더 이상 개인의 문제가 아닌 사회적 이슈로 대두되었다. 많은 노인이 자신의 리스크에 아무런 대책 없이 무방비로 노출되어 있다. 국가는 장기요양보험 같은 사회 안전망을 통해 문제를 해결하려고 한다. 그러나 이는 노인의 삶의 질을 높이는 것이 목표가 아닌, 보편적이고 기본적인 생활을 최소한으로 보장하는 데 그 목적이 있기 때문에 아직까지는 스스로의 준비가 필요한 상황이다.

아직 우리나라의 장수 리스크 대응 방안은 주로 경제적 궁핍을 해결하고자 하는 영역에 집중되어 있다. 때문에 국민연금, 퇴직연금 그리고 개인이 가입한 사적 연금 등에는 많은 투자가 이루어지고 있다. 이에 반해 뜻하지 않은 질병, 상해로 인한 간병이나 치료비 부담에 대한 리스크는 아직까지 관심이 적은 편이다. 어느 누구도 자신의 건강을 장담할 수 없고 특히 노인의 경우 건강에 대한 적절한 대비책을 세우지 않으면 그동안 준비해왔던 경제적 자립에 어려움을 겪게 된다.

건강을 유지하는 게 안정된 노후를 보장받기 위한 가장 좋은 방법이지만 만에 하나 발생할 수 있는 위험에 대비하기 위해서는 보험이 필요하다. 우리나라는 국민건강보험이라는 좋은 공적 의료제도가 있지만 여전히 본인부담금이 존재한다. 때에 따라서는 본인부담금이 생계를 위협할 만큼 큰 금액이 될 수도 있다. 이럴 경우 사적 보험은 본인 부담을 줄여주고, 보다 안정적인 노후를 위한 든든한 울타리가 되어줄 것이다.

보험은 크게 손해보험과 생명보험으로 구분할 수 있다. 손해보험은 보험사고로 인해 발생한 재산적 손해를 보상해주는 보험으로 실제 발생한 손해액만큼 보상이 이루어진다. 이에 반해 생명보험은 손해액의 실제 규모와 상관없이 미리 약정한 금액을 보상받는다.

손해보험에서는 사람의 신체뿐만 아니라 자동차, 주택, 건물 등 재산도 보장의 영역에 포함되지만 생명보험에서는 사람의 생존 혹은 사망과 관련된 영역만 보장한다. 이와 별개로 손해보험과 생명보험의 영역이 중복되는 영역도 있다. 이는 손해보험 및 생명보험의 성격을 모두 가지고 있는 영역으로 어느 한 분야로 보기 곤란하여 제3보험으로 분류한다. 제3보험은 손해보험사와 생명보험사 모두 영위할 수 있다. 주로 사람의 신체를 보험 계약 대상으로 하며, 보상 방법은 정액보상(생명보험) 및 실손보상(손해보험)이 모두 가능하다. 제3보험은 크게 상해보험, 질병보험, 간병보험으로 구성되며 제2의 국민건강보험이라고 불리는 실손보험도 이 영역에 포함된다.

본인의 사망 후 남게 될 가족을 위한 사망보험금이 목적이 아니라 우발적인 상해나 질병에 대비하기 위한 대비책으로는 제3보험을 준비하는 게 가장 나은 선택이 될 수 있다. 제3보험은 손해보험사와 생명보험사 모두 취급이 가능하고 보험금 설계도 정액형과 실손형(실제 손해 보상)으로 설계가 가능해 상품군이 다양하고 보장하는 범위도 넓다. 제3보험 중 노후에 대비하기 위한 보험으로 추천할 만한 상품은 ①간병보험 ② 간편가입보험 ③실손보험 3가지다.

1.간병보험

2008년 장기요양보험이 최초로 실시되었고 치매, 중풍 등의 노인성 질환으로 거동이 불편하거나 도움이 필요한 고령자에게 국가 차원에서 도움을 주고자 노력해왔다. 하지만 여전히 자기부담금이 존재하고 보다 양질의 서비스를 긴 시간 받고자 할 경우 필연적으로 비용이 발생한다. 각 보험사에서는 지난 10년간 다양한 간병보험을 판매해왔다. 초기 간병보험은 장기요양등급 판정 시 약정한 금액을 제공하는 단순한 형태의 보험을 주로 판매해왔다.

하지만 최근의 간병보험 트렌드는 직접적이고 폭넓은 보장을 제공하는 형태로 진화하고 있다. 간병이 필요한 상황이 발생했을 경우 경제적 지원(보험금)은 물론 양질의 간병 서비스를 원할 경우 간병인을 지원해주고 있다. 장기요양등급 판정과 무관하게 경제적 활동기에 간병이 필요하게 된 경우 간병 지원은 물론 소득상실에 대한 보장까지 책임지고 있는 상품도 있다. 이 경우 본인은 물론 가족의 생활까지 책임지고 있다. 즉각적인 치료비 지원을 원하는 고객에게는 보험금을 일시에 지급하고, 양질의 간병 서비스를 원하는 고객에게는 간병인 지원을, 소득이 상실된 고객에게는 일정기간 동안 보험금을 제공하여 소득을 보전하는 등 고객 맞춤형으로 제공하고 있다.

간병보험을 선택할 때에는 폭넓은 보장도 중요하지만 양질의 간병 서비스를 직접 지원해주는 상품을 가입하는 게 더욱 중요하다. 간병 서비스는 서비스의 특성상 공급자에 따라 질적 차이가 많이 나게 된다. 고객은 어떤 공급자가 양질의 서비스를 제공해 주는지 정보가 부족하기 때문에 선택에 어려움을 겪을 수밖에 없다. 이때 보험사에서 믿을 만한 공급자를 선정하고, 고객은 양질의 서비스를 직접 제공해주는 상품에 가입한다면 정보 비대칭도 해결할 수 있고 불필요한 걱정 또한 덜 수 있을 것이다.

2. 간편가입보험

과거 보험사들은 리스크 관리라는 명목하에 보험 가입 가능 연령을 제한하고 건강한 사람, 즉 사고 발생 위험이 낮은 사람을 대상으로 보험을 판매했다. 하지만 고령화시대에 접어들고 위험을 평가할 수 있는 선진 기법이 많이 연구되면서 과거 보험 가입이 어려웠던 대상도 최근에는 손쉽게 가입할 수 있는 상품이 많이 생겨나고 있다.

보험계약의 성립을 위해서는 '고객의 청약'과 '보험사의 승낙', 두 요건이 모두 갖춰져야 비로소 완료된다. 다만 보험사에서는 고객의 건강상태를 알 수 없기 때문에 청약 단계에서 고객의 정보를 확인할 수 있는 다양한 질문을 하고 있다. 이를 '고지사항'이라고 하며 만약 거짓으로 고지할 경우 계약이 해지되거나 보험금 지급이 거절될 수 있으니 주의해서 답변해야 한다.

'고지사항'에는 건강상태를 확인할 수 있는 다양한 질문이 있는데 나이가 들어감에 따라 다양한 질병에 노출될 확률이 높기 때문에 질문에 의해 보험 가입이 거절될 여지가 많다.

이런 상황에서 출시된 보험이 간편가입보험이다. 간편가입의 의미는 기존 '고지사항' 대비 질문을 대폭 축소해서 딱 3가지 질문만 하고 이에 해당하지 않는다면 쉽게 보험 가입이 가능하다.

고령화시대에 접어들고 기존 '고지사항'으로는 보험 가입이 탈락되는 비율이 점차 높아지고 있다. 보험사 입장에서는 새로운 위험평가 기법을 통해 새로운 고객을 확보할 수 있고 그동안 보험 가입이 거절됐던 고객은 새롭게 보험 제도권에 편입할 수 있게 되었다.

질문 예시 (할증률 50~100%)

1 최근 3개월 이내에 의사로부터 진찰 또는 검사(건강검진 포함)를 통하여 다음과 같은 필요 소견을 받은 사실이 있습니까? (예, 아니오)

☐ 입원 필요 소견　☐ 수술 필요 소견　☐ 추가 검사(재검사)

2 최근 2년 이내에 질병이나 상해사고로 인하여 입원 또는 수술(제왕절개 포함)을 받은 사실이 있습니까? (예, 아니오)

3 최근 5년 이내에 암으로 진단받거나 암으로 입원 또는 수술을 받은 사실이 있습니까? (예, 아니오)

간편가입보험은 기존 대비 '고지사항'을 줄이는 대신 일정 부분 보험료 할증이 있다. 보장하는 위험이나 가입 연령에 따라 보험료 할증 수준이 달라지며 일부 위험을 제외하고는 50~100%가량 할증이 적용되고 있다. 최근에는 간편가입보험의 질문 사항을 바꿔 할증률을 낮춘 상품들도 많이 출시되고 있으니 불필요한 보험료 낭비를 줄이기 위해서는 자신의 건강상태에 맞춰 상품을 선택하는 게 좋다.

질문 예시 (할증률 30~50%)

1 최근 3개월 이내에 의사로부터 진찰 또는 검사(건강검진 포함)를 통하여 다음과 같은 필요 소견을 받은 사실이 있습니까? (예, 아니오)

☐ 입원 필요 소견　☐ 수술 필요 소견　☐ 추가 검사(재검사)

2 최근 3년 이내에 질병이나 상해사고로 인하여 입원 또는 수술(제왕절개 포함)을 받은 사실이 있습니까? (예, 아니오)

3 최근 3년 이내에 6대 질병(암, 협심증, 심근경색, 심장판막증, 간경화증, 뇌졸중증

(뇌출혈, 뇌경색))으로 진단받거나 입원 또는 수술을 받은 사실이 있습니까? (예, 아니오)

3. 실손보험

실손보험은 제2의 국민건강보험이라 불릴 정도로 대다수의 국민이 가입되어 있다. 손해보험사에서 2000년대 초반부터 꾸준히 판매해온 상품으로 지속적인 상품 개정을 통해 2021년 7월에는 4세대 실손보험이 출시되었다.

실손보험은 국내 의료기관에서 치료를 받은 후 발생한 본인부담금을 실제 발생한 손해액만큼 보장해주는 보험이다. 따라서 실손보험을 여러 개 가입하더라도 실제 발생한 손해액 이상을 보상받을 수 없기 때문에 이미 실손보험을 가입한 경우라면 추가로 실손보험을 가입할 필요가 없다. 요즘에는 실손보험 가입 시 기존 계약을 조회해서 중복 가입인 경우 고객에게 불필요한 보험료 낭비가 생길 수 있음을 알려주기 때문에 크게 걱정하지 않아도 된다.

아직 실손보험을 가입하지 않은 경우라면 최대한 빨리 실손보험에 가입하는 것이 좋다. 그동안 여러 차례 상품 개정이 있어 왔지만 실손보험은 보험사에 유리한 상품이 아니기 때문에 개정은 주로 고객에게 불리한 방향으로 이루어지고 있기 때문이다. 만일 나이가 많거나 건강상태가 좋지 못해 실손보험 가입이 어려운 경우라면 간편가입보험과 마찬가지로 유병력자실손보험과 노후실손의료보험도 판매하고 있으니 자신의 상태에 따라 선택이 가능하다.

전무후무한 속도로 고령화되고 있는 상황에서 자신의 리스크를 온몸으로 맞이할 필요는 없다. 사고나 질병은 누구에게나 발생할 수 있고 그땐 이미 늦었을지도 모른다. 보험은 이런 리스크에 효과적인 대비책이 될 수 있을 것이다. 건강에 대한 자신감으로 본인의 미래를 운에 맡기기보다는 현명한 대책을 미리 준비하는 것은 어떨까.

전윤구_ 현대해상화재보험 디지털전략본부 과장

치매보험

**세상에서
가장 슬픈
'간병살인'
막으려면…**

"긴 꿈을 꾼 것 같습니다. 그런데 모르겠습니다. 젊은 내가 늙은 꿈을 꾸는 건지, 늙은 내가 젊은 꿈을 꾸는 건지. 저는 알츠하이머를 앓고 있습니다." (드라마 '눈이 부시게' 중)

2019년 방영한 '눈이 부시게'는 드라마 역사상 처음으로 치매 환자의 관점에서 이야기를 풀어내 시청자들에게 신선한 충격을 안겼다. 치매 환자를 연기한 배우 김혜자는 극 속에서 골칫거리나 문제의 대상이 아니었고, 오히려 위로가 되는 존재였다. "누군가의 엄마이자, 누이였고, 딸이었고, 나였을 그대"라는 드라마 속 대사처럼 우리는 누구나 치매에 걸릴 수 있고, 누구나 환자의 가족이 될 수 있다는 점에서 많은 이들이 공감했기 때문이다.

초고령화 사회… 치매 유병률도 급증

치매는 우리 삶 가까이에 있다. 오는 2050년, 치매 환자는 65세 이상 인구의 약 15.9%에 달할 것으로 예상된다.

현대 의학으로 못 고치는 병이 없다지만 치매는 여전히 두려운 존재다. 소중한 기억들을 잃는 것만이 문제가 아니다. 치매 환자는 오랜 기간 약물치료와 간병이 필요하기 때문에 가족들의 정신적·육체적·경제적 비용을 필요로 한다. 치매 환자의 가족을 '보이지 않는 제2의 환자'라고 부르는 이유다.

치매 환자 1명에게 들어가는 '치매관리 비용'은 연간 2071만원(2019년 기준)에 달하는데, 정작 보호자는 환자를 위해 근무시간을 단축하거나 아예 그만두는 경우가 많다. 치매 환자 보호자를 대상으로 한 설문조사에서 '치매 환자를 돌보기 위해 직장을 그만뒀다'라고 답한 비율은 14%에 달했고, '근무시간을 줄였다'고 한 경우는 33%였다.

부모 부양에 대한 가치관이 달라진 현대사회에서 고령의 배우자가 치매 환자를 돌봐야 할 때 발생하는 문제는 더 심각해진다.

국내 치매 현황

65세 이상 노인인구	치매상병자수
8,134,674.5명	**786,259**명
추정치매 환자수	추정치매 유병률
840,191.82명	**10.33**%
총진료비	노인장기요양급여비용
2,449,981,000,000원	**4,544,933,000,000**원

연령별 구성비율(%)

60~64세	65~69세	70~74세	75~79세	80~84세	85세 이상
2.7	**4.2**	**8.9**	**22**	**27**	**35.2**

중증도별 구성비율(%)

최경도	**17.4**
경도	**41.4**
중등도	**25.7**
중증	**15.5**

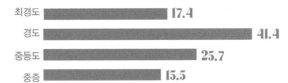

성별 구성비율(%)

남자	여자
37.7	**62.3**

유형별 구성비율(%)

기타 치매 **15.8**

혈관성 치매 **8.64**

알츠하이머 치매 **75.5**

자료: 중앙치매센터 현황 자료(2020년 발표)

이처럼 간병으로 정신적·육체적으로 지친 상태에서 경제적 위기까지 맞물리면 최악의 경우 가족의 해체까지도 발생할 수 있다.

실제로 치매 배우자 간병살해는 2011년부터 6년간 18건 발생했고, 치매 의심자 및 치매 환자에 대한 노인학대 사례 가해자 중 40% 이상이 가족인 것으로 나타났다. 치매 관련 지원이 치매 환자에게 국한된 것이 아니라 환자 가족에 대한 서비스도 함께 진행돼야 하는 이유다.

치매는 국가적 문제… 치매 친화 환경 조성

치매가 국가적 문제로 대두되자 정부도 2017년 치매국가책임제를 핵심 공약으로 내걸고 '치매 친화 환경'을 조성하겠다고 밝혔다. 이후 보건복지부는 국가 건강검진 내 치매 검진 대상을 확대했고, 치매 검사에 들어가는 비급여 항목을 급여로 전환하는 등 대책을 내놓았다.

덕분에 중증 치매 질환자의 의료비 부담률은 기존 최대 60%에서 10% 수준으로 대폭 감소했다. 이외에 장기요양서비스 대상을 확대하고 치매안심센터 설치·전문 병원 지정 등 치매 관련 인프라를 확충하는 노력도 기울였다.

치매 환자 가족을 위한 지원책도 존재한다. 국립중앙의료원이 운영하는 중앙치매센터는 치매 환자 가족의 온라인 자가심리검사 체계를 구축했고, 치매상담 콜센터(1899-9988)를 통한 24시간 상담도 실시하고 있다.

사실 무엇보다 중요한 것은 환자 본인이나 가족들이 몸 상태를 세심하게 살펴 초기에 발견하는 것이다. 치매 치료의 가장 효과적인 방법이 조기 진단을 통해 약물치료로 질병의 진행 속도를 늦추는 것이기 때문이다.

치매 자가진단은 중앙치매센터 '치매 종합포털 모바일앱'을 통해 간단하게 할 수 있는데, 스마트폰을 사용하는 사람이라면 누구나 이용할 수 있다.

해당 앱에서는 몇 가지 간단한 질문을 통해 인지능력이나 기억력, 우울증 여부를 검사하고 치매 위험도 결과를 제공한다. 생활습관을 입력해 치매 발생 위험을 확인할 수 있고, 현재 상태에 따라 치매를 예방할 수 있는 치매예방수칙 등도 제공하니 예방 차원에서도 활용할 수 있다. 이외에도 다양한 치매 정보와 돌봄 서비스, 치매 공공후견사업 등도 이용할 수 있다.

치매보험으로 부족한 부분 채우는 것 추천

정부 차원에서 많은 노력을 기울이고 있지만 국가가 모든 것을 부담할 수 없는 것도 사실이다. 이에 부족한 부분은 민간 보험사에서 판매하는 치매 보험을 활용하는 것도 환자와 가족들의 부담을 줄일 수 있는 좋은 방법이다.

현재 각 보험사에서 내놓은 치매보험은 경증부터 중증까지 치매 단계별로 진단비를 보장하는 상품부터 간병비, 생활비까지 보장하는 등 다양하다. 그만큼 소비자는 보험비교 사이트 등을 통해 본인에게 가장 유리한 것을 고르는 것이 중요하다. 이때 보험금이 클수록 보험료 부담도 함께 커지는 만큼 보험료가 무리되지 않는 수준에서 가입을 해야 한다.

최근에는 자가진단 등을 통해 초기에 병원을 찾아 경증치매 진단을 받는 이들이 늘고 있는 만큼 치매 증상에 따라 경증부터 보장받을 수 있는 상품을 고르는 것을 추천한다.

예를 들어 라이나생명의 '(무)전에없던치매케어패키지보험'은 치매를 예방하고 준비할 수 있는 헬스서비스를 제공하고, 치매 진단 후에는 치매 치료에 전념할 수 있도록 각종 서비스를 제공한다. 이 보험은 경증치매 진단부터 보장한다는 점이 특징이다.

치매 가족의 육체적·정신적 부담을 덜기 위해 가족 심리 상담 서비스도 업계 최초로 제공하고 있다.

치매보험을 가입해야 하는 대상이나 가입 시기 등을 특정하기는 쉽지 않다. 치매는 과거 노인성 질병으로 여겨졌지만 최근에는 40~50대 젊은 나이에도 치매를 앓는 경우가 많아졌기 때문이다. 또 알츠하이머의 경우 가족력이 있으면 유전 가능성이 높아지는 만큼, 가족 중 병력이 있을 경우 치매보험에 가입하면 경제적으로 도움을 받을 수 있을 것으로 보인다.

진경진_ 라이나생명보험주식회사 커뮤니케이션팀 과장

신탁의 이해

**100세 시대
대비할
'리빙트러스트'를
아십니까?**

신탁(信託)은 글자 그대로 누군가에게 무엇을 믿고 맡기는 것을 말한다. 신탁은 위탁자, 수탁자, 수익자가 있는 3당사자 구조로 이루어진다. 신탁계약에서 고객은 신탁재산을 맡기는 '위탁자'가 되고, 신탁회사는 고객의 재산을 맡는 '수탁자'가 된다. 신탁재산을 통해 수익을 얻는 사람은 '수익자'라 한다. '생전 신탁'으로 불리는 넓은 의미의 리빙트러스트(Living Trust·생전 신탁)는 위탁자가 '살아 있는 때'부터 효력이 발생하는 모든 신탁을 말한다. 위탁자는 생활하면서 자신 또는 제3자를 '수익자'로 정할 수 있고, 자신이 사망한 후에 신탁재산을 넘겨받는 가족이나 제3자를 '사후 수익자'로 정할 수 있다. 개인뿐 아니라 기업이 설정하는 신탁도 생전 신탁이라 할 수 있다.

Ⅰ. 신탁의 유래

1. 중세 영국의 토지이용제도, 유스(USE)

위탁자, 수탁자, 수익자로 구성된 '신탁 삼각형(fiduciary triangle)' 구조는 약 1000년 전 중세 영국의 토지이용제도인 '유스(USE)'에서 시작된 것으로 알려져 있다. 유스는 토지 소유자가 자신이 지정한 목적에 따라 토지를 관리 또는 처분할 것을 조건으로 관청이나 제3자에게 자신의 토지를 양도하는 계약이다. 십자군전쟁 당시 전쟁터에 나가는 성인 남자들은 자신의 부동산을 믿을 만한 누군가에게 재산을 맡겨 관리토록 하다가 만약 자신이 사망하면 어린 아들이 성년이 될 때 재산을 이전하는 수단으로 유스를 활용하였다. 영국에서는 1893년에 '수탁자통일조례'가 제정되면서 근대적인 신탁제도가 발전하게 되었다. 이에 따라 영국에서는 자산승계 외에 사회 기반시설을 개발할 때도 신탁을 적용해 민간의 자본을 활용하는 등 광범위한 목적으로 신탁을 활용하였다. 이때 개발한 도로 및 하천망 등이 19세기에 이어지는 산업혁명의 토대가 되었다.

우리나라에 근대적인 신탁업이 처음 도입된 것은 1910년 일본 신탁회

사인 후지모토합자회사에 의해서이다. 광복 이후 혼란기와 한국전쟁을
거쳐, 1961년 12월에 우리 정부가 경제 재건을 위한 신탁제도의 필요성을
절감하고 국내 최초로 '신탁법'과 '신탁업법'을 제정 및 시행하면서 신탁
업이 본격화되었다. 2011년에는 '신탁법'이 개정되어 자기신탁, 유언대용
신탁, 수익자연속신탁, 유한책임신탁 설정, 수익증권 및 사채 발행 등 신
탁의 업무 범위가 확대되었다. 우리나라의 '신탁법'도 1961년에 제정된 이
후 49년 만인 2011년에 전면 개정되면서 세계적인 추세와 보폭을 맞추고
있다. 이 개정으로 다양한 유형의 신탁을 설정할 수 있게 되었고, 신탁제
도의 유연성이 확대되는 등 우리나라도 법률 전반에 걸쳐 글로벌 스탠더
드에 부합하는 신탁법을 갖추게 되었다.

● **신탁의 개념** (신탁법 제2조)

신탁을 설정하는 자(위탁자)와 신탁을 인수하는 자(수탁자) 간의 신임관계에
기하여 위탁자가 수탁자에게 특정의 재산을 이전하고 수탁자로 하여금 일정
한 자(수익자)의 이익 또는 특정의 목적을 위하여 그 재산의 관리, 처분, 운용,
개발, 그 밖에 신탁 목적의 달성을 위하여 필요한 행위를 하게 하는 법률관계
를 말한다.

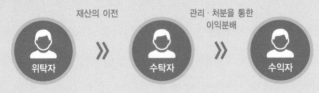

◉ 신탁의 특징

신탁재산에 대한 법률상의 소유자와 경제상의 소유자가 분리되는 점이 신탁의 가장 큰 특징이다. 수탁자는 법률상의 소유권을 가지고, 수익자는 형평법상의 수익권을 가진다.

◉ 신탁의 장점

신탁재산의 독립성: 위탁자 및 수탁자의 재산으로부터 모두 독립된다.

도산격리: 위탁자 및 수탁자 어느 누구의 파산재단에도 귀속되지 않는다.

강제집행금지: 신탁재산은 위탁자의 채권자도, 수탁자의 채권자도 강제집행이 금지된다.

2. 해외 유명 인사들도 재산상속 방안으로 활용한 신탁

월트 디즈니(1901~1966·애니메이션 제작자이자 프로듀서)는 애니메이션을 하나의 문화 장르로 구축했고, 캐릭터 산업이라는 새로운 사업영역을 개척했으며, 테마파크 디즈니랜드를 세운 '미국 영화계의 별'이다. 디즈니는 1966년 12월 15일에 폐암으로 사망했으나, 유언장을 통해 자신의 재산 전체를 신탁으로 관리하도록 지정하였다. 재산의 55%는 아내와 친척들을 각각의 수익자로 지정하고, 나머지 45%에 대해서는 자선단체를 수익자로 지정하여 신탁 배당금이 캘리포니아 예술학교에 기부되도록 하였다.

이처럼 신탁이 일찍 발전한 미국에서는 리빙트러스트(유언대용신탁)가 일상화되어 있다. 미국에서 생활하는 교민들 역시 '트러스트'라 하면 일반적으로 '리빙트러스트'로 이해하며, 이미 신탁을 통한 상속설계를 했다는 사람도 많다.

미국에서는 리빙트러스트를 통해 사후수익자를 지정하지 않은 상황에서 사망하게 되면 유언검인(probate)이라는 번거로운 절차를 거쳐야 한다. 유언검인제도란 개인이 사망했을 때 상속재산을 법원의 관리 감독하에 상속인에게 분배하는 절차로, 주마다 기간이 다르지만 최소 9개월에서 수년이 걸리기도 한다. 이런 번거로운 과정을 피하고 신속하게 상속재산을 이전받기 위한 방법으로 미국에서는 통상 상속재산이 10만 달러가 넘을 경우 대부분 리빙트러스트를 설정하게 된다. 법원의 유언검인에는 일정 시간 외에도 상속집행 절차를 진행하기 위한 상당한 비용이 소요되므로 유언검인을 생략할 수 있는 방법으로 리빙트러스트를 이용한다.

리빙트러스트는 자신이 살아 있는 동안에는 자신을 수익자로 정해 재산을 관리하고, 사후에는 자신이 지정한 대상에게 지정한 방법으로 상속하는 구조의 신탁이다. 따라서 죽을 때까지 자신의 재산을 안전하게 지키고, 죽은 후에도 통제권을 가질 수 있는 특징이 있다.

Ⅱ. 상속 신탁

1. 상속제도로서 신탁의 활용

신탁은 다양한 분야에서 활용되고 있다. 개인의 상속과 자산관리와 운용은 물론이고 기업의 주식승계, 담보 목적의 부동산신탁과 유동화의 도구로 기업 분야에서도 이미 우리 생활 속에 깊이 함께하고 있다. 생전 자산관리와 함께 100세 시대에 중요한 문제인 재산상속에도 다양하게 활용되기 시작하였다. 우선 유언과 유언대용신탁은 어떻게 다르고, 유언대용신탁을 활용할 때의 장점은 무엇인지 알아보자.

첫째, 근거법에서 차이점이 있다. 유언은 '민법'상의 제도이고, 유언대용신탁은 '신탁법'상의 제도이다.

둘째, 연속적인 상속설계 방법에 차이가 있다. 유언의 경우 피상속인이 사망하면 상속인 또는 지정된 수증자에게 재산 이전이 완료된다. 반면 신탁계약의 경우 여러 세대에 걸쳐 상속재산을 이전할 수 있다. 예를 들어 위탁자가 사망하면 배우자에게 이전되어 상속재산을 배우자가 사용하다가 배우자 유고 시 다시 자녀들에게 이전되게 함으로써 상속 문제를 탄력적으로 설계할 수 있다.

셋째, 재산의 생전 및 사후 관리에서 차이가 있다. 재산을 상속받는 자녀가 미성년이거나 장애인이라면 유언장을 잘 작성했다 하더라도 피상속인(위탁자) 사후에는 재산의 관리와 후견의 문제가 발생할 수 있다. 반면 신탁을 통하면 피상속인(위탁자)인 부모가 사망하더라도 상속인

(수익자)이 일정한 재산관리 능력이 있는 시점까지 금융기관이 관리한 후 재산을 넘겨주게 된다.

넷째, 신탁계약의 경우 상속집행을 투명하게 처리할 수 있다. 수탁자인 금융기관이 상속집행인 역할을 투명하게 수행함으로써 갈등요소를 최소화할 수 있다.

다섯째, 신탁계약의 경우 효력 발생 및 효력 변경을 쉽게 할 수 있다.

이처럼 신탁은 재산의 관리와 분배까지 공신력 있는 신탁회사를 통해 투명하고 안전하게 진행된다는 이점이 있다. 그 밖에 신탁된 재산은 '신탁의 독립성' 규정에 따라 설사 금융회사가 파산하더라도 신탁재산이 안전하게 사후 수익자에게 지급되기 때문에 20~30년 후의 상황까지 고려해 계약할 수 있는 특성이 있다.

2. 상속신탁 활용 유형

Case 1 **연속적인 상속설계가 필요하다면 신탁을 활용할 수 있다.**

83세의 최정식씨는 자신의 재산이 자신 사후에 배우자에게 상속되어 배우자가 노후자금을 사용한 후 남는 재산이 자녀들에게 상속되길 원한다. 이를 유언장으로 작성하고자 하는데 법적효력은 문제 없는 것인가?

민법의 유언제도로는 이러한 상속설계 목적을 달성할 수 없다. 우리 민법에서 별도로 규정하고 있지는 않지만 본인에서 배우자로, 배우자에서 자녀들로 이전되는 연속적인 유증은 법 해석상 인정되지 않기 때문이다. 이러한 상속설계를 위해 신탁을 활용하면 목적을 달성할 수 있다. 2012년 시행된 신탁법에 유언대용신탁과 수익자연속신탁을 도입하여 다양하고 탄력적인 상속설계가 가능하게 되었다.

Case 2 피상속인의 사후 상속인을 위한 자산관리는 신탁을 활용한다.

80대의 홍선식씨는 어린 손자에게도 일정 부분 재산을 남겨주고 싶다. 그런데 손자가 일정한 나이가 되는 시점에 상속재산을 활용할 수 있도록 조치를 하고 싶은데 어떤 방법이 있을까?

신탁제도는 피상속인 사후 재산을 이전해주는 유언제도보다 다양한 재산관리 기능이 있다. 홍선식씨는 상속인이 아닌 손자에게도 사후에 재산을 물려주고 손자가 30살 등 일정한 연령까지 보전되다가 이전할 수 있게 하면 된다.

Case 3 해외거주 자녀들을 위한 상속은 신탁을 활용한다.

몇 해 전 미국 생활을 정리하고 한국에 거주 중인 78세의 이홍순씨는 최근 간단한 시술을 받고 퇴원했다. 이대로 사망하면 미국에 거주하는 자녀들은 국내에서 상속절차를 잘 진행할 수 있을까 하는 고민이 생겼다. 효과적인 방법은 무엇이 있을까?

미국 시민권 자녀들을 위하여 종합적이고 투명한 지원시스템이 필요하다. 유언장을 작성하고 가까운 지인들의 도움을 받을 수 있겠으나 신뢰성이 확보된 지원방안으로 신탁제도를 선택한다.

자녀들은 한국에 들어와 오랫동안 머물면서 상속 관련 업무를 보기가 쉽지 않다. 또 세무, 법률, 예금, 부동산 등 각각의 업무를 따로 처리하기엔 한국의 제도를 잘 몰라 원하는 내용대로 제때 처리하기 힘들다. 집행절차의 공정성과 신속한 집행을 위해서는 금전, 부동산 등 재산을 신탁할 수 있다. 생전에 자신을 위하여 관리하다가 사망하면 수탁자인 금융기관이 자신이 지정한 상속인들에게 재산을 집행하고 유산 정리 및 부동산 관리 등 다양한 지원이 가능하다.

Case 4 특정 자녀를 더 배려하고 싶을 때 신탁을 활용할 수 있다.

자녀 셋을 둔 70대 후반의 김상현씨는 지금까지 사업을 하는 아들에게 다른 자녀들에 비해 많은 지원을 하였다. 좀 더 헌신적이거나 경제적으로 더 어려운 자녀를 배려하고 싶은데 그 뜻대로 상속설계를 할 수 있을까?

김상현씨는 배우자가 없는 상태이므로 자녀들 간 법정상속비율은 3분의1씩이다. 큰아들에게 전 재산 중 20%, 막내딸에게는 30%, 둘째 아들에게는 50%를 주고자 한다면 신탁을 활용하면 된다. 물론 자녀들 간 과거에 증여받은 재산에 대한 평가와 형평성까지 고려하여 재산비율을 정한 것이다. 김상현씨의 뜻대로 설계와 집행이 가능하다.

Case 5 직계 자녀가 없는 경우의 상속 고민을 신탁을 통해 해결할 수 있다.

남편은 먼저 사망하고 시니어타운에서 홀로 살고 있는 79세의 전수희씨는 자녀는 없으며 5형제 중 두 분은 사망했고, 그 배우자와 조카들이 생존해 있다. 법정상속을 할 것인지 아니면 자신이 평소 생각하는 대로 상속 계획을 진행할 방법을 찾고자 한다.

전수희씨는 고민 끝에 상속에 대한 결정을 하게 된다. 형제와 조카들 중 2명의 조카에게 재산의 4분의1씩을 주기로 하고, 남은 재산 2분의1은 모교에 기부하기로 정하였다. 신탁을 통하지 않고 유언장을 쓸 수 있지만 집행이 제대로 될지 고민되어 상속집행자의 부담을 덜고 기부의 뜻도 객관적인 입장의 수탁자로 하여금 처리할 수 있도록 신탁을 선택했다. 국내뿐 아니라 해외에 형제 및 조카들이 생활하고 있어 많은 수의 상속인들끼리 협의 중 갈등만 남겨 놓을 수도 있고, 무엇보다도 자신의 재산이 무의미하게 분배될 가능성을 경계할 수 있다.

Ⅲ. 부동산 신탁

1. 부동산신탁의 개념과 종류

⦿ **부동산신탁의 개념**

부동산 소유자(위탁자)가 신탁회사(수탁자)에 부동산을 신탁하여 부동산의 소유권을 신탁회사 앞으로 이전하고, 부동산을 관리 처분하거나 최유효활용을 도모할 수 있도록 개발하여 그 성과를 토지소유자 또는 위탁자가 지정한 수익자에게 되돌려주는 제도 또는 법률관계를 말한다.

◉ **관리신탁의 업무범위**

수익금 관리 : 수탁자 명의 임대료 수납 및 지출 관리

임대 관리 : 입주사 관리, 공실률 최소화 관리

건물 관리 : 시설점검, 보수수선

세무 및 법률 : 제반 법규 및 세무자문 (상속 · 증여 포함)

◉ **관리신탁이 필요하신 분**

신규 취득 또는 상속예정자의 관리경험 부족으로 체계적 관리 필요

다수 공유, 기존의 불투명한 관리운영으로 인하여 투명한 관리 필요

해외체류, 신병, 사업영위 등의 사유로 부동산을 직접 관리하기 어려운 경우

부동산에 대한 경험 · 전문지식 부족으로 효율적인 관리가 곤란한 경우

2. 부동산신탁 활용 유형

Case 1 **부모로부터 상속을 받았는데 객관적이고 공정한 관리가 필요하다.**

사회가 고령화되면서 최근 들어 부동산 자산이 많은 자산가들의 상속이 급격

히 늘고 있다. 80~90대 피상속인들의 자녀들 역시 이미 50~60대가 대부분

이며 형제들과 공동으로 상속받은 부동산의 관리가 고민이다. 신탁으로 해결

할 수 있는 방안이 있을 것 같다. 어떤 방안이 있을까?

김지후씨는 독일에서 유학을 마친 뒤 현지에서 줄곧 직장생활을 했고, 이제

은퇴를 바라보는 나이가 되었다. 지난해에 부친이 노환으로 세상을 뜨면서 한

국에 있는 상가건물을 형제들과 함께 상속받았고, 협의분할 절차를 통해 부동

산의 공동지분을 소유하게 되었다. 은퇴한 큰형이 그 건물을 관리하고 있는데, 근래 임대료 수입이 불규칙하게 입금되고 있다. 건물 주위에 새 아파트 단지가 들어서면서 유동인구도 늘었는데 여전히 경기가 어렵다는 형의 이야기가 미덥지 않다. 이에 김지후씨는 좀 더 공정한 관리방법을 고민하다 신탁을 통해 건물을 관리해보자는 의견을 형제들에게 제시하였다. 건물의 임차인이 바뀌어 새로 계약할 때마다 위임장을 써서 보내주는 것도 번거롭고, 무엇보다도 관리내역을 투명하게 처리하고 공유하기 위해서였다. 협의 끝에 상속인 전원이 부동산관리신탁 계약을 체결하였다.

이후 해당 건물을 수탁자, 즉 금융기관에서 주도적으로 관리하고 그 관리내역을 소유자 모두가 이메일로 보고받게 되었다. 기존 임차인에 대한 임대료 수납은 물론 새로운 임차인 유치와 행정적인 업무 수행도 지원하게 된다. 또 건물임대료 및 시설관리 시 투명한 관리로 인한 객관적인 잣대가 있는 관리가 가능하므로 가족끼리 이견이 생겼을 때 신탁으로 관리되는 건물의 경우 세무사, 변호사, 부동산전문가의 합리적인 조율로 종합적인 판단이 가능하다. 특히 노후화되어가는 고인들의 건물은 대부분 장기보유 건물들이 많다. 이런 경우 리모델링과 신축에 대한 판단에 도움을 받을 수 있다.

Case 2 부동산자산가의 경우 장기적 증여플랜 및 자산승계 계획 검토 가능

자녀 셋을 둔 70대 중반의 홍길동·홍길순 부부는 자신들의 부동산 자산평가와 증여플랜 그리고 신탁관리 등에 대한 장점을 들었다. 증여와 중장기적인 상속설계 역시 함께 구상할 방법은 무엇이 있을까?

사회구조가 복잡해지고 개인의 욕구와 수요도 복잡해졌다. 절세를 위한 단순 증여만으로는 재산의 승계 문제를 온전히 해결할 수 없다. '효도계약서'가 나오는 배경도 이 때문이다. 절세라는 하나의 고민을 해결하면 또 다른 고민이 생겨서, 그 해결책도 필요하다.

부동산 공시지가의 시가 대비 현실화 조치도 강화되고 있는 현 상황에서 자녀들을 위한 효율적인 자산승계 전략은 무엇일까? 부동산은 가격상승의 가능성이 있을 경우 중장기적인 계획을 통해 사전증여를 실행하여 증여된 지분에서 발생하는 현금흐름이 자녀들을 위한 재원으로 활용되는 원칙을 세울 필요가 있다. 증여를 통해 상속세 재원을 단계적으로 해결하고 신탁계약을 활용하여 증여받은 자녀가 부모와 함께 자산관리방법을 협의하고 부모 역시 실질적인 공동관리 주체가 될 수 있다.

Ⅳ. 사회적 기능을 하는 신탁

1. 보호가 필요한 미성년 자녀들을 위한 고민

Case 1 **미성년자를 위한 신탁 사례**

남편과 2년 전 이혼한 후 미성년 자녀를 키우고 있는 50대 중반의 김사랑씨는 회사 건강검진 중 갑작스러운 암 진단을 받아 수술을 하게 되었다. 미성년 아들 친권과 양육권자는 본인이지만 자신에게 문제가 생길 경우에도 미성년 자녀를 위한 보호기능이 있는 자산관리방법은 무엇일까?

최근 급성질환진단을 받은 김사랑씨. 그녀는 지금 중환자실에 입원 중이다.

아들 걱정이 앞섰고 이를 해결할 방법으로 신탁을 선택했다. 김사랑씨가 사망

한다면 아이를 돌봐줄 사람으로는 전 남편과 자신의 언니가 있다. 전 남편은

현재 재혼한 상태이다. 자신의 언니인 아이 이모에게 아이를 맡길 수 있다면

좋겠으나, 아이의 아빠가 살아 있는데 이모가 과연 후견인 역할을 할 수 있는

지 법률 관계도 궁금하다.

2013년 7월 '민법'이 개정되어, 이혼 후 단독 친권자로 지정된 부 또는 모는

유언으로 미성년 자녀의 양육에 적합한 사람을 후견인으로 지정할 수 있다는

것을 알게 되었다. 또한 친권자를 결정할 때 자녀의 복리를 최우선으로 하고,

가정법원에서 후견인 지정 업무에 과거보다 더 관여한다는 것도 알게 되었다

김사랑씨는 자신의 언니를 아이의 후견인으로 지정하는 유언장을 작성하고

신탁을 설정하기로 했다. 아이를 위해 합리적으로 자금을 관리할 방안이 필요

하기 때문이다. 엄마에게 유고가 생기고 친권이나 후견인이 정해지더라도 엄

마가 지정한 자녀 교육비 등의 목적으로 사용된 후 아이가 일정한 나이가 되

면 지급될 것이다. 어린 자녀가 성년이 되거나 일정한 연령이 될 때까지 관리

되는 방안을 후견인 또는 가정법원을 통해 구체화할 수 있다.

Case 2 장애인을 위한 신탁 활용

장애인 자녀를 둔 40대의 박현자씨. 지금은 문제가 없지만 혹시라도 자신에게

문제가 생길 경우 장애인 아들을 위한 안전장치는 무엇이 있을까?

박현자씨는 지난해에 남편과 사별했고, 두 아들을 두고 있는데 둘째 아들이 발달장애인이다. 박현자씨의 고민은 발달장애인 아들에 대한 것이었다. 엄마인 자신이 사망한다면 장애가 있는 아들이 혼자 세상을 잘 살아갈 수 있을까 걱정이 앞서기 때문이다. 박현자씨는 자신이 없더라도 아이가 주변 사람들의 금전 요구에 대비할 수 있도록 하고, 증여세 면제 혜택을 받는 방법도 문의하였다.

박현자씨가 보유한 현금 1억원과 월세가 나오는 오피스텔 한 채(시가 약 1억 5000만원)를 아들에게 증여한 후 아들이 수탁인 금융기관과 신탁계약을 맺으면 자산을 안전하게 지킬 수 있고, 세제혜택도 받을 수 있다. 장애인에게 5억원까지 증여하고 그 증여된 재산을 신탁할 경우 증여세 과세대상에서 제외되는 혜택이 있기 때문이다.('상속세 및 증여세법' 제52조2 1항)

2. 후견과 신탁

> **Case** 성년후견제도를 뒷받침해주는 신탁의 위치

모친 사망 후 조력이 필요한 30대 발달장애의 김철호씨. 모친이 남겨준 재산에 대한 관리로 형제가 의견이 충돌하고 있어 김철호씨를 위한 안전한 재산관리 방법은 없을까?

2013년 후견제도가 시행된 이후 은행 등 금융기관을 방문해서 후견제도를 문의하는 경우가 많아졌다. 김철호씨의 경우처럼 조력이 필요한 경우 후견인이 선임되어 신상과 재산관리가 이루어질 것이다. 다만 후견인을 선임하는 가정

법원의 판단에 따라 좀 더 공정한 자금관리가 필요하다고 판단될 경우에는 신탁에 의한 관리도 가능하다. 성년후견 관련 업무를 전문으로 처리하는 전문후견인과 후견법인도 후견 업무를 수행하고 있다. 이 경우 김철호씨의 복리를 위해 가장 적합한 자금관리방식을 협의하여 신탁에서 지급, 관리한다. 일정한 생활비 지급방식을 선택할 수 있고 의료비 같은 자금 등은 별도의 지급방법을 정할 수도 있다.

배정식_ 100년리빙트러스트 센터장

유언제도

**긴 여정의
마지막 과제인
유언을
준비하는 당신께**

유언장, 어떻게 준비해야 할까? 유언은 '사망 후 재산의 처분, 상속과 같은 법률효과를 발생시키기 위하여 행하는 생전의 최종적 의사표시'이다. 이처럼 유언은 평생 일궈온 자산의 처분이라는 중대한 법률효과를, 의사표시자가 부재한 상황에서 발생시킨다는 점에서 굉장히 이례적이라고 할 수 있다.

이런 점에서 우리 법은 유언의 방식을 총 다섯 가지로 정해 놓고, 법에서 정한 요건을 갖추지 못한 경우에는 유언으로서의 효력을 인정하지 않는 매우 엄격한 태도를 보이고 있다.

민법이 정하고 있는 유언의 다섯 가지 유형을 알아보고, 그 가운데 가장 널리 쓰이고 있는 '자필증서에 의한 유언' 작성 시 유의해야 할 점과 자필증서에 의한 유언의 엄격성 때문에 많이 활용하는 '공정증서에 의한 유언'을 소개한다.

유언의 방법에는 어떤 것들이 있을까?

유언의 방식

자필증서에 의한 유언

유언자가 직접 자필로 유언장을 작성하는 것을 말한다. 자필증서에 의한 유언의 경우 유언자가 그 전체 내용, 작성 연월일, 주소, 성명을 '직접' 작성하고 날인해야 한다.

녹음에 의한 유언

유언자가 유언의 취지, 성명, 연월일을 구술하고, 이에 참여한 증인이 유언의 정확함과 그 성명을 구술하여 녹음해야 한다.

공정증서에 의한 유언

공정증서에 의한 유언은 유언자가 증인 2인이 참여한 상태에서 공증인 앞에서 유언의 내용을 말로 전달하고, 공증인이 이를 필기낭독하여 유언자와 증인이 그 정확함을 승인한 후 각자 서명 또는 기명날인함으로써 이루어진다.

비밀증서에 의한 유언

비밀증서에 의한 유언은 유언자가 필자의 성명을 기입한 증서를 엄봉날인(嚴封捺印)하고 이를 2명 이상의 증인의 면전에 제출하여 자기의 유언서임을 표시한 후 그 봉서 표면에 제출 연월일을 기재하고 유언자와 증인이 각자 서명 또는 기명날인해야 한다.

구수(받아쓴)증서에 의한 유언

구수증서에 의한 유언은 질병이나 그 밖에 급박한 사유로 인하여 다른 방식에 따라 유언할 수 없는 경우에 한하여, 유언자가 2명 이상의 증인의 참여로 그 1명에게 유언의 취지를 구수하고 그 구수를 받은 사람이 이를 필기낭독하여 유언자의 증인이 그 정확함을 승인한 후 각자 서명 또는 기명날인하는 것을 말한다.

이 중에서도 실무상 가장 널리 쓰이는 방법은 자필증서와 공정증서에 의한 유언이다.

유언장을 직접 써볼까 생각한다면 이것만은 유의해주세요!

자필증서에 의한 유언 체크리스트!

자필증서에 의한 유언은 민법이 정하고 있는 전체 유언의 방식 중에 유일하게 증인의 참여를 필요로 하지 않아 언제든 용이하게 유언의 내용을 바꿀 수 있고 비밀을 유지할 수 있다는 장점이 있어 널리 쓰이고 있다. 하지만 작성이 간편한 만큼 위조·변조의 가능성도 높기 때문에 법원은 자필증서 유언장의 요건을 다른 유언의 경우에 비해 엄격하게 판단하고 있어, 공들여 작성한 유언장의 효력이 부정되는 경우가 많다. 유언장을 직접 쓰고자 한다면 다음 사항에 유의해야 한다.

이런 경우, 법원은 유언장의 효력을 인정하지 않는다.

- 작성일자 작성과 관련하여, 연월의 기재만 있을 뿐 날짜를 기재하지 않은 경우.
- 주소 작성과 관련하여, '성북동에서'라고만 기재된 경우.
- 성명 작성 및 날인과 관련하여, 성명만 작성되어 있을 뿐 날인이 빠진 경우.
- 유언장의 일부가 자필이 아닌 경우(컴퓨터 작성, 타인 작성 모두 금지).

실제 사례 유언장의 별첨 부분까지 '자필'이어야 한다

자필증서에 의한 유언은 민법에 따라 유언하는 자가 직접 전문과 작성일(연/월/일), 주소, 성명을 모두 작성하고 날인하여야 한다. 실제로 유언의 효력을 다투었던 사례를 소개한다.

망인에게는 자식이 여럿이고, 망인이 사망한 후 상속 절차를 개시하자 자녀 중 한 명이 아버지가 생전에 자신에게 아버지가 보유하던 부동산 중 일부를 증여하기로 약속했다며 유언장을 제출했다. 그 유언장은 자필로 작성되어 있기는 했지만 구체적으로 상속의 대상물인 부동산 목록이 별첨 형태로 되어 있었고, 그 재산 목록은 컴퓨터로 작성되어 프린트한 것이었다. 다른 형제들은 유언장의 효력을 다투기 위한 소송을 제기했다.

민법 제1066조에 따라 문서의 전체가 자필로 작성되지 않았고, 이는 자필증서에 의한 유언의 요건을 갖추지 못하였으므로 무효임을 주장하였고, 재판부에서도 상속의 대상이 되는 재산목록은 유언장의 핵심적인 부분이라 할 것이고, 핵심 부분이 자필로 작성되지 않은 한 '자필증서에 의한 유언'의 효력 요건을 갖추지 못하였으므로 해당 유언장은 무효라고 판단했다.

요건에 맞춰 준비했더라도, 혹시 상속인들 사이에 분쟁이 예상된다면?

자필유언장을 집행하기 위해서는 반드시 법원의 '검인절차'를 거쳐야 한다. 이는 법원이 전체 상속인들에게 유언장의 형식적 요건의 진위에 관한 견해를 묻는 절차이다. 이 과정에서 일부 상속인들이 형식적 사항에 대해 이의를 제기하는 경우에는, 수증자는 다시 '유언유효확인의 소'나 '수증자지위확인의 소'를 제기하여 승소하여야만 유언장에 적힌 대로 상속이 가능하다.

공정증서에 의한 유언

혹시 공들여 작성한 유언장을 두고 자녀들 간 분쟁이 예상된다면 공정증서에 의한 유언장을 고려해봐야 한다. 실무상 자필증서에 의한 유언만큼 널리 쓰이고 있는 공정증서에 의한 유언, 어떤 이점이 있을까.

- 유언자가 전문을 직접 작성할 필요가 없다.

  공증인이 미리 작성한 유언장에 유언자가 진의를 구두로 확인해준 경우에도 유효(2005다75019, 75026).

- 유언장 날인 부분에 공증인이 대신 서명을 했더라도 유효하다.

  유언자의 의사에 따라 기명날인한 것으로 볼 수 있는 경우, 공증인이 대신 서명, 날인한 경우에도 유효(2015다231511).

- 상속인들의 검인 절차가 필요 없다.

  공정증서만 가지고 바로 부동산의 등기 등 상속절차를 집행할 수 있다.

실제 사례 중환자실에서 변호사가 작성한 유언, 효력이 있나?

망인은 사망 10개월 전, 망인이 소유한 부동산을 장남에게 유증한다는 내용으로 유언공정증서를 작성하기로 마음먹었다. 공증담당 변호사는 증인 2명과 함께 망인이 입원 중인 중환자실을 방문해 유언을 작성했다.

당시 망인은 오른팔에 수액을 공급받기 위한 주삿바늘을 꽂은 채 누워 있었으나, 참석자들에게 인사를 하였으며, 변호사가 망인에게 이름과 주민등록번호를 묻자 이를 대답하기도 했다. 그리고 공증담당 변호사는 이 사건 유언 내용 전체를 읽고 망인에게 맞느냐고 질문했고 이에 대한 대답을 들었다.

망인은 주삿바늘을 꽂은 상태로 안정을 취해야 했기 때문에 직접 서명을 할 수는 없었다. 변호사는 유언자가 서명할 수 없는 사유를 적은 후 망인 대신 날인하여 유언장 작성을 완료했다.

위 사례의 경우 비록 망인이 직접 서명, 날인하지는 않았지만 유언장 작성 당

시 유언자의 의사를 명확하게 알 수 있었고 명확한 의사에 따라 유언장 내용

에 대해 본인의 의사에 부합한다는 취지로 구두로 답변도 하였기 때문에 유언

장은 유효로 판단되었다.

혹시 알츠하이머가 걱정된다면, '후견인 지정제도' 고려해 보세요.

백세 시대가 되면서 알츠하이머는 더 이상 남의 이야기라고만 할 수는 없다. 미리 유언장을 작성했다고 하더라도, 이미 알츠하이머가 발병하고 나면 사망 전까지 자산의 안전은 누가 보장할까? 이를 위해 발병 전 임의 후견인 지정제도를 이용할 수 있다.

미리 믿고 의지할 수 있는 사람을 후견인으로 지정하는 이 제도는, 혹여 나중에 알츠하이머가 발병하게 되었을 때 미리 지정된 후견인에게 재산관리와 신상의 보호를 맡길 수 있다. 만약 사전에 후견인에 대한 지정이 없이 알츠하이머에 걸리게 된다면 내가 원하지 않는 사람이 후견인이 될 가능성이 있고, 별도의 후견인 없이 사망 시 법원은 제3자를 후견인으로 지정해 상속 분쟁을 중재하게 된다.

이소현_ 로펌 한영 변호사

상속제도

**떠나는 사람도
남겨질 사람도
지혜로운 준비가
필요하다.**

'상속'은 법률용어지만 우리 일상생활에 깊숙이 들어와 생활용어로 자리 잡았다. 하지만 사전에 준비되지 않은 상속은 남겨진 가족들에게는 경제적 부담을, 망인에게는 허탈함만을 남기게 될 수 있다. 일생을 다해 일궈낸 자산이 다음 세대에 무탈하게 이어지기 위한 방법, 어디까지 알고 있나?

열 손가락 깨물어 안 아픈 손가락이 없다지만 아픈 부모를 보살피기

는커녕 생전 한번 찾아와 보지도 않은 자식은 괘씸하기 짝이 없다. 옆에서 살뜰히 챙겨주고 보살펴주는 자식에게만 재산을 증여하고 싶은데, 내가 죽은 후에 다른 자식들이 사전에 증여한 재산을 내놓으라고 소송을 건다면 어떻게 될까?

'유류분'

유류분이란 피상속인의 생전 처분 또는 유언에 따른 상속재산 처분의 자유를 제한해 법정상속인 중 일정한 범위의 유족에게 법률상 보장된 상속재산의 일정비율을 지급하는 제도이다. 유류분의 비율은 직계비속과 배우자는 그 법정상속분의 2분의1, 직계존속과 형제자매는 그 3분의1이다. 즉 내가 사전에 자녀 중 일부에게 재산을 증여했더라도, 증여받은 자녀가 재산을 계속 보존하면서 자신의 소득으로 부모를 부양한 경우 다른 형제들이 유류분반환청구를 한다면 부모의 사망 당시를 기준으로 재산의 시가를 감정해 공동상속인인 다른 형제들에게 유류분에 해당하는 금원을 지급해야 한다는 것이다.

사후에 일어나는 일이라고는 하지만, 내가 모은 재산을 내 뜻대로 행사할 수 없다는 점에서 상당히 이례적인 제도라고 할 수 있다.

유류분반환청구권의 행사기간

소유자의 재산 처분의 자유를 제한하는 제도라는 점에서 민법은 유류분반환청구를 할 수 있는 기간을 아주 단기로 규정하고 있고, 그 기간을 초과한 경우에는 유류분의 침해가 있더라도 권리 자체를 행사할 수 없도록 정하고 있다.

'상속의 개시와 반환하여야 할 증여 또는 유증을 한 사실을 안 때로부터 1년 이내에 하지 아니하면, 시효에 의하여 소멸한다. 상속이 개시한 때로부터 10년을 경과한 때도 같다.'(민법 제1117조)

따라서 특별한 사정이 없는 한 실무상으로는 사망 시점으로부터 1년 이내에 유류분 행사가 이루어져야 한다고 할 수 있다.

유류분반환의 대상이 되는 재산

망인이 생전에 증여한 모든 재산이 유류분 반환의 대상이 되는 것은 아니다. 유류분반환청구의 대상이 되는 재산은 증여받은 사람이 공동상속인인지 제3자(사람인지 법인인지를 불문)인지에 따라 다르다.

- 공동상속인인 경우: 기간 제한 없음(생전에 증여한 모든 재산 포함)
- 제3자인 경우: 사망일로부터 1년 이내의 기간에 증여한 것에 한정

유류분반환 시 사전증여를 받은 재산의 가액 평가

원칙적으로 사망 당시 시가를 기준으로 산정된다. 따라서 부동산이라면 증여받은 시점의 가격이 아니라, 그 이후부터 피상속인의 사망 시까지의 상승분을 반영하여 다시 산정되며, 금전인 경우에도 물가상승률이 반

영되어 사전증여 받은 가액이 재측정된다.

유류분 분쟁을 사전에 막을 수 있는 방법은 없을까?

현실적으로 유류분 분쟁을 사전에 차단하기는 어렵다. 그러나 상속인에게 상속을 받을 수 없는 결격사유가 있는 경우에 우리 법은 그러한 상속인의 유류분반환청구를 허용하지 않는다. 고의로 가족을 살해하거나 유언의 작성을 방해하거나 이미 작성된 유언을 위·변조한 상속인 등이 그 예라고 할 수 있다. 또한 유류분으로 되돌려줄 재산을 최소화할 수 있는 방법은 있다. 부모와 자녀가 부담부 증여계약(부모를 부양하는 것을 조건으로 하는 증여계약)을 체결하고, 증여받은 자녀는 부모를 부양하면서 생활비, 병원비, 간병비 등으로 사용한 금액에 대한 명확한 증빙자료를 철저하게 보관하는 것이다. 이러한 경우 다른 형제들로부터 유류분반환청구가 들어오면 들어간 비용에 대해서는 공제를 받는 방법으로 사전증여 받은 재산의 일부를 지킬 수 있다.

부모 모신 자식, 상속 더 받을 수 있나요?

"내가 쓰러진 이후로 병원비, 간병비를 다 부담하고 나를 부양하고 있는 큰딸, 내가 죽은 이후에 다른 자식들보다 상속 더 받을 수 있을까요?"

이런 경우 망인의 사망 후 재산분할 시 '기여분'을 주장해볼 수 있다.

기여분은 공동상속인 중에서 피상속인의 재산 유지 또는 증가에 특별히 기여한 자가 있는 경우 상속재산분할에 있어서 이러한 기여를 인정하여 상속분과는 별도로 그 기여분을 가산하는 제도를 말한다.

기여분은 먼저 공동상속인의 협의에 의해 결정되며, 협의가 이루어지지 않은 경우 기여자의 청구에 의하여 가정법원이 기여분을 정한다.

특별한 기여로 인정된 사례

- 피상속인이 경영하는 사업에 무상으로 노무를 제공하거나 자신의 재산을 제공하여 상속재산의 유지·형성에 기여하는 경우.
- 요양이나 간호의 비용을 기여자가 부담하여 상속재산의 손실이 없었던 경우.

다만 기여분을 주장하려는 상속인은 피상속인을 생전에 특별히 부양한 점, 상속 재산의 유지, 증가, 감소 방지에 기여했다는 점을 객관적으로 입증하여야 한다. 따라서 간병, 부양을 위하여 지출한 병원비, 생활비 내역 등을 구체적인 증빙자료로 확보해 둘 필요가 있다.

한편, 생전에 다른 공동상속인의 법정 유류분권을 침해하지 않는 한도 내에서 부모를 특별히 부양한 자녀의 상속분을 최대한으로 정하여 유언장을 미리 작성해 두는 것도 추후 불필요한 분쟁을 예방할 수 있는 현명한 방안이 될 것이다.

자식에게 낭비벽이 있어요, 상속재산을 유지하게 할 방법은?

하나뿐인 자식이 지적장애가 있거나, 낭비벽이 있어 상속재산을 유지하고 관리하기 어렵다고 판단된다면? 유언 대신 '유언대용신탁'을 고려해볼 수 있다.

10년 전 신탁법이 개정되면서 새롭게 신설된 '유언대용신탁' 제도는 살아생전에 자신의 의사표시로 신탁계약을 체결해 두면 자신이 사망한 때에 미리 지정한 수익자에게 수익권을 부여하도록 할 수 있다는 점에서 유언과 유사한 기능을 한다고 할 수 있다. 하지만 유언은 재산분할에 관해 정해진 대로 분배하고 그 이후에는 상속자가 상속받은 재산을 마음대로 처분할 수 있는 반면, 유언대용신탁은 사후에도 재산의 관리 방법에 대해 구체적으로 지정할 수 있다는 점에서 차이점이 있다.

즉 피상속인이 생전에 미리 은행이나 신탁사 등을 정해 놓고 재산을 맡겨 놓은 후 해당 재산의 관리자와 방법 등을 계약을 통해 정하는 것이다. 유언대용신탁은 민법이 아닌 신탁법에 규정된 제도로 엄격한 요건을 갖추어야만 유효성이 인정되는 유언에 비해 사후의 효력발생을 간이하게 담보할 수 있다는 장점도 가지고 있는 덕분에 최근에는 유언 대신 유언대용신탁을 활용하는 사람들이 늘어나고 있다.

예를 들어 상속재산 가운데 임대사업용 건물이 있는 경우, 상속인에게 낭비벽이 있거나 지적장애 등의 문제가 있어 건물을 받더라도 관리를 못할 것이 우려된다면 유언대용신탁을 이용함으로써, 신탁자인 은행이 상가건물을 관리하고 임대료 등을 상속인에게 지급하도록 할 수 있다.

남겨진 가족에게 위로와 힘이 되도록 지금부터라도 차근차근 인생의
마지막 과제를 준비해 보기를 바란다.

이소현_ 로펌 한영 변호사

상조

바가지 요금,
폐업…
상조 피해
막으려면?

상조란?

A씨는 코로나19 확진자 수가 2000명을 넘었던 시기에 시아버지 상을 치르게 되었다. 조문객이 많지 않은 상황에 가족들은 저렴한 비용으로 장례를 치르고 싶어 했다. 후불식 상조를 신청했던 A씨 가족은 장례도우미를 4명에서 2명으로 줄였고, 장의 차량은 리무진을 제외하고는 장의 버스로만 대체했다. 후불식 상조로 가족의 상황에

맞게 요청하면서 전체 비용에서 약 50만원 정도를 절감했다. 300만원으로 3일장을 모두 치르며 가족끼리 단출하게 마무리할 수 있었다.

\# 장남인 B씨는 어머니 상을 치르게 됐다. 처음 상주가 돼서 겪는 일이라 경황이 없었다. 먼저 어머니가 가입했던 상조회사에 알리고, 상조회사의 안내에 따라 식을 진행했다. 장례지도사가 3일 내내 진행 일정에 맞춰 지도해주었고, 어머니가 사전에 원하셨던 봉안소에까지 무사히 안치했다. 상조회사는 코로나19 방역단계에 알맞은 부고 문자에 이어 상을 치른 후 감사 문자까지 안내해줘서 큰일을 무사히 끝낼 수 있었다.

상조는 장례를 도와주는 서비스이다. 우리나라 전통 협동 문화였던 두레와 같은 품앗이 문화에서 비롯되었다. '서로 돕는다'는 의미를 갖고 있고, 결혼·칠순·여행 등 다양한 형태가 있으나 우리나라에서는 대부분 장례에 치중되어 있다. 상조는 장례를 치를 때 필요한 비용, 절차 등을 대비하는 서비스이다. 보통 사전 장례 준비부터 제사와 같은 사후 절차까지 포함한다. 상조라고 하면 대부분 선불식 형태를 떠올리고 가입상품 금액의 일부나 전부를 납입해 서비스를 받는다.

상조서비스는 업체별로 가입하는 상품마다 이용할 수 있는 서비스가 다르다. 장의 서비스는 일반적으로 장의용품 비용, 전문장례지도사 및 전문도우미 지원과 같은 서비스 대행비, 영업비, 관리비 등이 포함된다.

또한 고인 입관용품, 상복, 차량지원서비스, 기본 제단 구성, 접객을 위한
도우미 등에 한해 서비스가 제공되나 장례시설 사용료, 제물, 접객 관련
비용은 일반적으로 지원하지 않는다.

상조 서비스 종류

종류	상세 내역
인력	– 장례지도사: 장례 진행 전반 총진행, 상품 설명, 컨설팅, 염습·종교별 예식 등 – 의전 도우미: 음식 관리 및 서빙, 유가족, 조문객 케어 서비스 – 염습 보조: 고인 염습 시 보조, 세안·메이크업·관 꽃장식 – 운구 도우미: 관 운구 시 지원
시설 연계	– 관내 화장장 예약: 유공자, 수급자 무료 예약 진행 – 화장장 동행: 화장장 서류 안내, 동행 서류 접수, 화장 절차 진행 서비스 – 안치 시설 연계: 봉안당·수목장·해양장 등 요청하는 안치 시설 연계, 금액·지역·종교별 맞춤 안내 – 장례식장 빈소 예약: 장례 규모, 지역, 금액 등 고려
장례 진행	– 염습 진행: 관 생화 꽃 장식, 고인 메이크업, 세안식 – 종교별 예식 진행: 종교별 예식, 종교가 없을 시 추모의 예식 진행 – 조문 예절 안내: 조문 예절 기본 안내, 종교별 조문 예절 방법 안내, 코로나 상황에 대비한 주의점 안내 – 모바일 부고 문자: 정식 모바일 부고 문자 서비스, 코로나에 대처한 안내 부고 문자 발송
고인 용품	– 수의 – 관 – 입관용품 : 종교별 관보, 한지, 염지 수시포, 탈미녀 예단, 알코올 예단 등
차량, 의전 용품	– 버스 리무진 – 앰뷸런스 – 상복, 완장 – 초도 용품: 향, 양초, 방명록, 기독교·천주교 명패, 위패, 액자 리본 지급 – 헌화 – 헌정용 꽃다발
유가족 편의용품	– 세안 세트 – 1회용 치약, 칫솔 세트 – 코로나19 예방 키트

*서비스 상세 내역은 업체, 상품마다 상이함

상조는 비용을 납입하는 방식에 따라 선불식과 후불식으로 나뉜다.

일반적으로 사람들은 상조라고 하면 선불식 상조를 떠올린다. 선불식 상조는 언제 장례가 발생할지 알 수 없기에 미리 비용을 납입하며 대비하는 상조이다. 목돈이 되는 장례비용을 매달 납부하면 물가가 상승한 미래에도 처음 계약했던 비용과 동일하게 서비스를 받을 수 있다. 비용을 절약할 수 있는 장점이 있는 반면 단점은 행사를 성의껏 제대로 해주지 않거나 도중에 회사가 망할 수도 있어 금전적 피해가 발생할 수 있다.

후불식 상조는 장례 행사를 다 진행하고 나서 비용을 지불하는 방식이다. 행사가 이뤄지고 나서 합리적으로 비용을 내지만 물가가 오른 시기에서 쓰는 만큼 선불식보다 더 많은 지출이 생길 수 있다. 대신 선불식보다 성의 없는 서비스를 받을 확률이 낮고, 도중에 회사가 망할 일이 없다.

상조 평균 비용은 패키지 상품 기준으로 평균 250만~400만원대이다. 장례, 장지 비용과 별도이고 아래와 같은 내역으로 구성된다.

상조 서비스 비용 구성

종류	내역
인력	장례지도사, 도우미
용품	수의, 관, 입관용품, 상복 등
차량	앰뷸런스, 버스, 리무진 등
진행	염습, 종교별 예식, 현장동행, 행정안내 등

상조 선택 가이드

상조 업계는 장례를 치르기도 전에 부실 업체가 폐업하거나 사라지는 사건이 발생하면서 소비자 피해가 속출했다. 피해를 막기 위해 업체의 자본금 요건을 높이고 최소 자본금을 15억원으로 하자 일부 구조조정이 됐다. 그러나 상조 상품 가입 시 무료 사은품이라고 했다가 나중에 공제하거나 탈법적으로 선수금을 받는 등 다양한 피해 사례가 계속되었다. 따라서 상조 업체를 선택할 때 소비자는 더 꼼꼼하고 신중하게 경로를 알아야 하고, 자신에게 적합한 상품에 가입해 만족도를 높이는 것이 중요하다.

상조업체 선택 체크포인트

- 공정거래위원회 홈페이지에서 상조업체 등록 여부, 재무 정보 등을 파악할 수 있는가.
- 자신에게 효율적인 서비스가 맞는가.
- 가입하려는 상품이 타 회사와 비교해서 가격 대비 적정 수준인가.
- 업체가 납입받는 회비를 보전 기관(은행 또는 공제조합)에 누락 없이 신고하는가.
- 할부거래법이 적용되는 곳인가.
- 납입할 금액, 자산규모, 자본금 등 선택할 업체의 재무 상황이 어떤가.
- 법정 선수금 보전 비율 50%를 준수하는가.

- 소비자 피해보상보험 계약을 체결할 수 있는가.
- 공정거래위원회의 표준약관을 준수하고 환불 시스템이 제대로 갖춰져 있는가.
- 업체에서 노잣돈, 수고비 등 부당한 요금을 청구한 사례는 없는가.

계약 시 확인할 것

- 계약서와 소비자피해보상보험계약 증서 등 서류를 잘 챙겼는가.
- 관, 수의 등 장례용품의 품질은 어떤가.
- 전문화된 인력으로 장례서비스가 제공되는가.
- 할부거래에 관한 법률에 따라 계약 체결 후 변심으로 계약을 취소할 시 계약일로부터 14일 이내 서면으로 청약 철회 요청이 가능한가.
- 부가서비스 등 계약 시 추가로 받을 혜택들이 있는가.

자주 묻는 질문

Q. 상조업체에 먼저 내는 선수금만 보고 선택하면 되나요?

선수금은 짧게는 수년부터 길게는 수십 년 뒤 사용할 수 있습니다. 그래서 각 업체가 중장기적으로 대금을 환급할 능력이 있는지, 현재 영업을 잘하는지, 현금 흐름은 양호한지 등을 파악해야 합니다. 상조업체의 재무상황은 공정위에서 공개하는 회계지표로 파악할 수 있습니다.

Q. 후불제 상조는 언제 비용을 지불하나요?

보통 장례절차 마지막 날, 발인 전에 지불하며 업체마다 상이하기에 확인해보셔야 합니다. 후불제는 장례식 전에 비용을 미리 받을 수 없습니다.

Q. 인터넷에 보면 과도하게 저렴한 장례가 있던데 차이점이 무엇인가요?

계약 당시 비용에 포함되는 항목을 자세히 살펴보는 것이 좋습니다. 기본적인 항목만을 제공하여 낮은 가격으로 광고해 이용자를 모객하는 경우도 있습니다.

Q. 상조비에 장례식장 대관비와 음식값도 포함되나요?

아니오. 모든 상조회사의 장례 서비스는 장례식장 대관비와 음식값은 포함되지 않고, 각 절차에 대한 품목과 인력에 대한 서비스로 제한되어 있습니다. 장례식장 비용은 별도입니다.

Q. 장례지도사가 꼭 필요한가요?

장례지도사 없이 장례를 치를 수는 있지만 전문 장례지도사는 집사의 역할을 하며 장례 행사를 주관합니다. 고인에 대한 마지막 의식인 만큼 전문 장례지도사의 조언이 필요합니다.

Q. 장례식장과 비교해서 상조가 좋은 점은 무엇인가요?

장례식장에서 바로 장례 서비스를 진행하면 예식에 필요한 품목들을 개별적으로 선택하고 구매해야 하는 번거로움이 있습니다. 그리고 각각 품목들이 상조에 비해 상대적으로 높은 가격으로 책정되어 있습니다. 또한 전문가의 조언이 필요할 때 장례지도사, 염습지도사, 장례 의전 도우미 등을 별도로 신청해서 비용을 지불해야 합니다.

장례

고인과
작별의 순간을 위해
준비해야
할 것

    A씨 아버지는 생전 선산에 꼭 매장되고 싶다고 했다. 돌아가신 부모님 아래에 묻히고 싶다며 수의도 미리 대마로 준비해놓았다. 장례는 3일장으로 진행됐다. 입관식이 진행된 날, 가족들은 관 속에 꽃을 가득 채우고 좋은 곳으로 가시길 빌었다. 성복제를 지내고 3일 차 발인이 되었을 때, 온 가족이 선산으로 향했다. 가족들은 취토를 하고, 평토제도 지냈으며 잔디를 입혀 봉분했다. 모든 일정을 마치고 A씨

는 매장한 지역의 지방자치단체장에 사망신고를 했다.

B씨 어머니는 오랜 투병 끝에 돌아가셨다. 화장을 원했던 어머니의 의사에 따라 3일장을 치르고 온라인으로 예약해둔 화장터로 운구했다. 화장이 끝난 후, 분골된 유골을 인수해 미리 정해진 봉안당에 모셨다. 봉안당은 집에서 30분 거리로 가까워서 가족들이 곧잘 찾아갈 수 있는 곳에 위치해 있다. 장례식을 다 마친 후, 어머니와의 추억을 되새기면서 주변 정리를 했다. 장례란 돌아가신 고인의 장사를 지내는 일, 또는 그런 예식을 의미한다. 장례는 방법에 따라 다양한데 우리나라에서는 대표적으로 매장, 화장을 하고 최근에는 자연장도 가능하다.

매장

매장은 시신(임신 4개월 이후에 죽은 태아 포함)이나 유골을 땅에 묻어 장사하는 방법이다. 매장을 할 수 있는 시기는 다른 법률에 특별한 규정이 있는 경우 등이 아니면 사망 또는 사산한 때부터 24시간이 지나야 할 수 있다. 보통 매장 장소는 묘지(공설 또는 사설)이고, 이외의 구역에 매장을 해서는 안 된다. 위생 등의 문제로 위반 시 1년 이하의 징역 또는 1000만원 이하의 벌금에 처할 수 있다. 매장은 위생적으로 처리해야 하며 시신을 매장하는 깊이는 지면으로부터 1m 이상이어야 한다. 화장한 유골을 매장한다면 깊이는 지면으로부터 30㎝ 이상이어야 한다. 매장 절차는 아래와 같다.

매장 절차

운구 ⇨ 하관 ⇨ 유족취토(하관 후 회삼물을 내리기 전에 상주들이 먼저 흙을 옷자락에 담아 위에 세 번 나누어 던지는 의례) ⇨ 성분 ⇨ 성분제(평토제·봉분을 완성하고 난 뒤에 안치된 시신을 위로하고 하직하는 제사) ⇨ 묘지 도착 ⇨ 관리사무소 서류 접수 ⇨ 매장지로 이동 ⇨ 하관

매장 장소 중 공설묘지는 고인 또는 유족이 거주하는 지역이나 안장하려는 지역의 관할 읍·면·동사무소, 시·군·구청에 소정의 절차를 밟아야 사용할 수 있다. 사설 묘지에 비해 사용료 등이 저렴하고, 거주기간 등에 자격 제한이 있다. 사설묘지는 개인묘지법령상 설치제한지역이 아닌 지역에 매장한 후 30일 내에 관할 읍·면·동사무소에 매장 신고와 분묘설치 신고를 해야 한다.

묘지 면적은 30㎡ 이내여야 한다. 가족 묘지, 종중·문중 묘지, 법인 묘지와 같은 집단 묘지는 사전에 허가를 받아 설치한 곳이어야 하고, 매장한 후 30일 내에 매장 신고 및 분묘 설치 신고를 해야 한다. 공설묘지, 법인묘지에서는 관리사무소에 구비서류를 접수하고 신고서를 작성하면 매장신고 대행이 가능하다. 개인 묘지는 사망신고를 할 때 매장신고 및 묘지설치 신고를 함께 할 수 있다.

화장

시신이나 유골을 불에 태워 장사하는 방식으로 법에 정한 특별한 경우

를 제외하고는 반드시 화장시설에서만 화장이 허용된다.

화장의 시기는 매장과 마찬가지로 다른 법률에 특별한 규정이 있는 경우 등이 아니면 사망 또는 사산한 때부터 24시간이 지나야 할 수 있다. 화장한 유골을 안치하는 장소는 봉안시설(공설 또는 사설)이 있는데 봉안당, 봉안묘, 봉안탑, 봉안담 등 유족이 원하는 형태를 선택할 수 있다. 또 자연장(공설 또는 사설)으로 잔디, 화단, 수목장, 수목장림 등 자연 장지에 화장한 유골을 안장할 수 있다. 이외에도 화장시설 부설로 설치되어 있는 합도 안치시설(유택동산)에 산골하거나 해양장 등이 시행된다. 그러나 산골 또는 해양장 등에 대하여 '장사(葬事) 등에 관한 법령'에는 규정하고 있지 않다. 화장 절차는 아래와 같다.

화장 절차

운구 ⇨ 접수 ⇨ 화장 ⇨ 분골 ⇨ 유골 인수 ⇨ 안치 장소로 이동

화장하기로 정하면 가장 먼저 화장터에 예약 접수해야 한다. e하늘장사정보시스템 사이트(www.ehaneul.go.kr)에 접속해 원하는 화장시설로 예약을 한다.

화장할 때 유의할 사항은 관 속에 화학합성섬유 등 환경오염 발생물질이나 화장로 작동 오류, 폭발 위험의 원인이 되는 물질(휴대전화 등)을 넣어서는 안 된다.

화장을 하려면 화장시설을 관할하는 특별자치도지사·시장·군수·구

청장에게 신고해야 하는데 크게 시신과 죽은 태아·개장유골 신고로 나누어진다.

시신은 화장신고서에 사망진단서(시체검안서) 또는 읍·면·동장의 확인서를 첨부하여 특별자치도지사·시장·군수·구청장에게 제출해야 한다. 이때 사망진단서 또는 시체검안서는 병원에서 발부하고, 발부받을 수 없는 부득이한 경우에만 읍·면·동장의 확인서를 첨부한다. 그러면 특별자치도지사·시장·군수·구청장은 신고증명서를 내어 준다.

죽은 태아·개장유골은 화장신고서를 특별자치도지사·시장·군수·구청장에게 제출하며 이들은 신고증명서를 내어 준다. 화장시설에서 직접 또는 위임을 받으면 화장신고증명서를 현장에서 발급받을 수 있다.

자연장

자연장이란 화장한 유골의 뼛가루를 수목, 화초, 잔디 등의 밑이나 주변에 묻어 장사하는 방법이다. 우리나라에서는 매장묘지가 지속적으로 늘어나며 2001년 시행된 장사법에서 화장이 적극 권장되었으나 과도한 석물을 사용하고 대형화가 되어 환경훼손이 더 심각해졌다. 그래서 2008년 장사법 개정 시 자연장이 환경적인 대안으로 도입되었다.

자연장의 종류로는 수목장, 화초형, 잔디형이 있다.

자연장을 할 수 있는 장소는 크게 두 가지인데 하나는 공설자연장지로 산림청장, 다른 중앙행정기관의 장 또는 지방자치단체의 장이 조성한 수목림장(산림법에 따라 산림에 조성하는 자연장지)이나 그 밖의 자연장지(자연장으로 장사할 수 있는 구역)이다. 다음으로 사설자연장지인데 개인이나 가족의 자연장지, 종중·문중, 종교단체·법인 자연장지가 있다.

자연장을 할 때는 화장한 유골이 묻히기 적합하게 분골이 되어 있어야 한다. 화장한 유골의 골분, 흙, 용기 외의 유품 등은 함께 묻어서는 안 되고 지면으로부터 30cm 이상 깊이에 묻어야 한다. 유골함은 법령에 정한 용기를 사용해야 하는데 용기를 사용하지 않을 경우 흙과 섞어서 묻어야 한다. 용기의 재질은 법률에서 정한 생분해성수지제품, 또는 천연소재로 생화학적 분해가 가능한 제품, 수분에 의해 형체가 허물어지는 제품이어야 한다.

장례 과정

장례식 준비물

- 영정사진
- 3일 동안 씻을 때 필요한 세안도구, 수건, 기초화장품 등
- 검은색 양말, 검정 민소매, 치마를 입을 경우 검정 속바지
- 조의금을 보관할 가방
- 두통약, 혈압약, 소화제 등 상비약
- 침구류가 없는 장례식장일 경우 무릎담요, 이불
- 구매할 수 있지만 비용을 아낄 경우 : 흰 와이셔츠, 검정 바지, 검정 재

킷, 발인 시 착용할 흰 장갑, 물티슈나 일회용 용기 등 기타용품

• 고인의 입관 시 함께 넣어드리고 싶은 물건

장례 전

임종 전부터 사망 시까지 장례 준비는 고인이 돌아가신 사유에 따라 크게 3가지로 나누어진다.

먼저 고인이 병력이 있는 경우이다. 임종 전에 병원 전화번호, 병명, 주치의를 확인한다. 이후부터 자연사와 동일한 과정을 거치는데 자택, 병원, 전문장례식장 등에서 원하는 장례식장을 선택한다. 가족들은 장례 예식에 필요한 예산을 수립하고, 유언을 기록할 수 있으면 미리 받아 둔다. 장례식에 필요한 영정사진, 지인 연락처, 각종 증명서도 차례차례 준비한다. 이때 증명서는 해당자에 따라 참전유공자증, 무공수훈자증, 기초생활수급자증명서, 병적증명서 등이 있으니 고인의 사항을 확인해 둔다.

임종을 맞이할 때쯤 병력이 있을 시 병원 또는 119로 병원 이송을 요청하고, 자택에서 장례를 치르는 경우 왕진 요청을 할 수 있다. 자연사의 경우는 병원 대신 112로 신고할 수 있다.

임종이 지나면 고인의 주민등록증, 의료보험증을 준비하고 사망진단서 또는 시체검안서 7부를 발급한다. 이렇게 모든 준비가 완료되면 장례식장 안치실 또는 자택에 안치한다.

사고사의 경우에는 112로 바로 신고하여 경찰의 수사결과에 따라 장

례 절차를 준비한다.

장례 중

장례는 3일장을 기본으로 하고, 아래와 같은 순서로 진행된다.

3일장 순서

1일 차: 운구(장례식장) ⇨ 수시 ⇨ 고인 안치 ⇨ 빈소 설치 ⇨ 부고 ⇨ 상식 및 제사상

2일 차: 염습 ⇨ 반함 ⇨ 입관 ⇨ 성복 ⇨ 성복제

3일 차: 발인식 ⇨ 운구 ⇨ 매장·화장 ⇨ 장례 후 의례

1일 차는 특별한 경우가 아닌 이상 고인이 사망한 첫날로 장례식장 또는 병원으로 시신을 이송하며 이때 장의자동차를 이용한다. 사망진단서(시체검안서)는 의사가 발급해주고 최소 7통 정도 필요하다. 수시는 옷과 몸을 바로 하는 과정으로 유가족이 하기도 하고 장례지도사가 진행하기도 한다. 사잣밥으로 메 3그릇, 나물 3가지, 엽전 3개, 짚신 3개, 상, 채반을 준비하는데 종교에 따라 생략하기도 한다. 장례지도사가 안치를 진행하며 장례식장 안치실에 고인을 모신다. 상주는 고인이 안치된 냉장시설의 번호를 받고, 필요에 따라 보관키를 인수받는다. 다음으로 영정사진을 준비하고 문상객 인원을 고려해 빈소를 선택한다. 수의나 관 등 장례용품을 선택하고 문상객 접대를 위한 접객용품도 고른다. 화장을 할

경우에는 인터넷으로 화장 예약을 신청하고, 부고장 양식을 참조해 전화를 하거나 문자로 발송한다. 마지막으로 상식을 하는데 고인이 살아계신 때와 같이 식사를 올리는 의식이다. 이는 장례식장과 장례절차를 상담할 때 결정한다.

2일 차는 입관일이다. 유가족은 계약된 장례용품을 확인하거나 고인이 생전에 준비한 수의를 사용하기도 한다. 염습은 장례지도사가 진행하는데 고인을 정결하게 씻기거나 소독해 수의를 입히는 과정으로 입관 전에 행해진다. 반함은 고인의 입에 불린 쌀과 엽전 혹은 구슬을 물려 입안을 채우는 일이다. 현대에는 불린 쌀로만 반함하며 상주가 진행하고 원하는 유가족은 고인에게 반함할 수 있다. 다음으로 고인을 관에 모시는 입관이 끝나면 덮개를 덮고 명정(장사 지낼 때 죽은 사람의 신분을 밝히기 위해 품계·관직·성씨 등을 기재하여 상여 앞에서 길을 인도하고 하관이 끝난 뒤에는 관 위에 씌워서 묻는 기)을 발 쪽에 세운다. 이후 성복을 하는데, 성복이란 정식으로 상복을 입는다는 뜻으로 고인의 배우자, 직계비속과 고인의 8촌 이내 친족이 옷을 갈아입는다. 상복을 입는 기간은 장일까지 하되 상주, 상제는 탈상할 때까지 입는다. 상복으로 갈아입고 제사음식을 차린 후, 고인께 제례를 드리는 성복이 끝나면 본격적으로 문상을 받는다. 빈소에서 문상객이 들어오면 상주, 상제는 일어나서 곡을 하는 것이 일반적인 관습이다. 문상객에게는 간단히 고마움을 표하는 게 좋고, 상주, 상제는 자리를 지키는 것이 우선이므로 문상객을 일일이 전

송하지 않아도 된다.

3일 차는 발인일이다. 이날엔 장례용품 및 장례식장 이용비용을 정산한다. 발인하기 전 간단한 제물을 차리고 제사를 올리는 발인제를 하며 관을 이동할 때는 항상 머리 쪽이 먼저 나가야 하는데 천주교의 경우에는 발이 먼저 나가는 경우도 있다. 영결식은 고인의 신분에 따라 가족장, 단체장, 사회장 등으로 하고 단체장이나 사회장의 경우 장의위원회가 구성되어 주재한다.

발인제가 끝나면 집 또는 병원 장례식장을 떠나는 영구를 한다. 장지(화장시설)까지 영구차나 상여로 운반하는 절차이다. 장의차를 이용할 경우 영정, 명정, 영구를 실은 후 상주, 상제, 복인, 문상객 순으로 승차해서 이동한다.

화장인 경우

화장을 하면 화장시설에 도착해 화장서류(사망진단(시체검안)서 1부, 주민등록등본 1부 등)를 접수한다. 필요한 서류는 화장시설마다 조금씩 다를 수 있다. 그리고 화장로로 운구하고 필요할 경우 종교별로 위령제를 열기도 한다. 이후 화장이 진행되며 화장한 유골을 용기에 담을 수 있도록 빻아 봉안 용기 또는 자연장 용기에 담는다. 화장 후 화장필증을 인수하며 봉안할 때 관계자에게 제출한다. 이후 봉안장소 또는 자연장 중 정해진 곳에 고인을 묻는다.

매장인 경우

공원묘지 등을 이용하면 묘지 도착 후 관리사무소에 서류를 접수하고 승인 후 직원의 안내를 받아 하관한다. 이때 필요한 서류는 사망진단서 1부, 주민등록등본 1부, 신청서(공원묘지 비치) 1부, 고인 증명사진 1매로 각 공원묘지마다 다를 수 있다.

하관할 때 상주와 상제, 복인(부계 8촌, 모계 4촌)이 참여하되 곡은 하지 않는다. 관을 수평과 좌향을 맞춰 반듯하게 내려놓고 명정을 관 위에 덮는다. 횡대를 가로 걸친 후 상주, 상제, 주부 순으로 흙을 관 위에 세 번 뿌린다. 흙을 다 뿌리고 난 후, 석회와 흙을 섞어 관을 완전히 덮는다. 다음으로 봉분을 만들고 잔디를 입히며 봉분이 끝난 후 준비한 지석을 묘의 오른쪽 아래에 묻는다.

이후 종교별로 제례를 시행하거나 산신제나 평토제(성분제 혹은 제주제라고 한다. 하관을 마치고 난 후, 달구질을 하고 봉분을 만들고 나면 묘 앞에 제물을 진설하여 제사를 지낸다)를 지낸다.

모든 과정이 끝나면 개인, 가족, 중종묘지는 매장지 관할 지방자치단체장에게 신고하고, 법인, 공설묘지는 관리사무소에서 매장 신고 및 분묘 설치 신고 대행을 한다.

장례 후

장례를 마치고 시·읍·면의 장에게 30일 이내 사망 신고를 한다. 이때 세 가지 서류가 필요하다. 사망진단서 또는 시체검안서 등 사망 사실을 증명하는 서류, 신분확인(신고인, 제출인, 우편제출의 경우 신고인의 신분증명서 사본)이 되는 서류, 사망자의 가족관계등록부의 기본증명서(가족관계 등록 관서에서 전산정보로 확인이 가능한 경우에는 제출 생략)이다.

고인의 보험금을 청구하고 유족연금 상실 신고를 하는데, 이때 각 보험사별로 제출서류가 다르니 꼭 확인해서 제출한다.

장례 서비스 선택 가이드

- 보건복지부에서 제공하는 인터넷 사이트 'e-하늘장사정보시스템'(http://www.ehaneul.go.kr)에서 모든 장사시설의 가격, 위치, 연락처 등을 확인할 수 있다. 각 장소의 비용이나 종합적인 현황을 파악했는가.

- 장례식에 소요되는 비용 중 식사비에서 차이가 난다. 시설을 무료로 대여해주는 장례식장의 경우 무게에 따른 음식 가격을 제대로 알려주고, 무게를 확인할 수 있는 저울을 비치하고 있나.

- 인터넷으로 찾은 장소는 거리, 접근성, 세부 계약조건 등을 꼼꼼히 따지고 직접 방문해 눈으로 확인했나.

- 고인의 수의를 선택할 때 매장일 경우 흙과 함께 잘 분해되는 재질의 수의가 좋고, 일반적으로 대마, 아마, 저마를 많이 사용하므로 이런 사

항을 잘 안내받았나.

- 고인의 수의를 선택할 때 화장의 경우 빈소에서 화장지까지만 입고 없어지므로 재질에 큰 상관이 없어 인견을 사용하는 경우가 많은데 이런 사항을 잘 안내받았나.

- 장례식장에서 판매하는 장례물품은 기본 상품을 구입해 비용을 줄일 수 있나.

- 꼭 필요한 공산품만 사용하고 남은 물품은 훼손하지 않고 반품할 수 있나.

- 묘지나 봉안당을 선택할 때 두 시간 이내로 거리가 적당하고, 가족들이 방문하기에 어색하지 않은 장소인가.

자주 묻는 질문

Q. 평균 장례 비용은 얼마 정도 드나요?

화장을 기준으로 평균 1500만원의 비용이 발생하고, 빈소 조문객의 식대가 약 700만~800만원 발생합니다. 그 외 장례식장 대관비, 장례 서비스 비용, 화장 및 납골당 안치 비용이 듭니다.

Q. 사망 전에 준비할 사항은 무엇인가요?

유언장, 영정사진, 신분확인 증명서류(주민등록증, 주민등록 등·초본 등), 장례장소 선택(가정, 전문업체 등), 장례방법 결정(매장, 화장), 부고 알림 준비(문상객 연락처, 문상 예상인원 등), 수의(평상복, 한복, 삼베 등) 및 상복 준비, 사전장례의향서 작성 및 가족 간 공유가 필요합니다.

Q. 장례식을 꼭 3일장으로 치러야 하나요?

고인의 가족이 많지 않을 경우 2일장으로 축소하기도 하고, 반대로 조문객이 많다면 5일장으로 늘리기도 합니다. 최근 코로나19로 가족끼리만 3일을 하거나 무빈소 장례로 빈소를 마련하지 않고 장례를 치르기도 합니다. 무빈소 장례는 직계가족 위주로 10명 이하에서 2일장으로 진행됩니다.

Q. 저녁 늦게 임종하시면 언제부터 장례 1일 차인가요?

장례일은 24시를 기준으로 산정하고, 24시 전에 임종하시면 해당 날짜가 1일 차가 됩니다. 가령 12월 5일 23시47분에 임종하시면 12월 5일이 1일 차가 됩니다. 단 가족의 요청에 따라 장례 기한이 짧을 수 있어 24시 기준이 아니라 임의로 1일 차를 정할 수 있습니다. 원래 12월 5일이지만 12월 6일부터 1일 차로 진행할 수도 있는 것입니다.

Q. 어르신이 집에서 사망하셨는데 어떻게 해야 하나요?

사전에 결정해 둔 상조회사 또는 장례식장이 있다면 연락하여 장례 일정에 무리 없이 순조롭게 진행할 수 있습니다.

예견치 않은 상황에서 임종하셨다면 112에 사망사실을 신고하고, 의사가 왕진하도록 사망 확인 요청을 합니다. 단, 행정기관에 신고하면 사고사로 분류되어 시신 감식, 경찰서 출두 등으로 입관 및 발인 일정에 차질이 생길 수 있으니 참고하시기 바랍니다.

사망 직전 위독한 경우에는 119에 신고하여 병원으로 이송합니다.

Q. 병원에서 임종하시면 어떻게 해야 하나요?

가족들이 병상에 모여 임종 시 직접 눈을 감겨 드릴 수 있게 합니다. 종교가 있어 기도와 같은 의식이 필요하면 다른 환자에게 방해되지 않도록 합니다. 대부분 병원, 요양원에서 어르신을 담당한 전문의가 사망진단서를 발급해 드립니다. 이후 장례식장은 병원에서 정해주는 것이 아니라 보호자께서 적절한 거리, 비용을 판단해 직접 선택합니다.

Q. 부고 문자에는 어떤 내용이 들어가야 하나요?

중요한 사람들에게는 문자보다 전화로 알리는 것이 바람직하고, 문자로 보낼 경우 아래 내용이 들어갑니다.

- 부고 공지(부고에 대한 알림)
- 상주의 이름
- 고인의 이름
- 사망 날짜, 발인 날짜 및 시간
- 장례 장소
- 상주와 다른 연락 가능한 사람의 번호(상주가 정신이 없을 경우 대비)

Q. 사망진단서는 왜 최소 7통을 보유해야 하나요?

의료기관에서 발급한 사망진단서, 즉 시체검안서는 최소 7통이 필요하고 다음과 같은 용도로 쓰입니다.

- 화장·매장용(1부) – 장사시설에 제출 (화장시설, 묘지)

- 장례용(1부) – 장례식장, 상조 등에 제출

- 사망신고용(1부) – 지자체에 제출

- 보험 및 상속(1부 이상) – 금융거래, 국민연금 가입 유무, 국세, 지방세, 자동차, 토지 내역 등에 필요

- 기타(1부 이상) – 직장, 통신사 등에 제출

Q. 사망자의 재산 등 조회 신청은 어떻게 하나요?

온라인으로 정부24 사이트 내 안심상속 원스톱 서비스(www.gov.kr)를 이용하거나 가까운 지자체 사무소에 가서 신청합니다. 110에 전화해 신청할 수도 있습니다. 금융내역, 국민연금 가입 유무, 국세, 지방세, 자동차, 토지 내역 등을 확인할 수 있습니다.

상속인 금융거래정보(www.fcsc.kr) 사이트에서 거래 정보 조회도 가능합니다. 금융감독원 1층(금융민원센터) 및 각 지원, 은행(수출입은행, 외국 은행 지점 제외), 우체국 등에서 신청할 수 있고, 모든 금융 채권, 채무, 주식, 어음, 공공정보(체납 등), 상조가입 여부 등을 알 수 있습니다.

케어북
노인 돌봄의 모든 것

초판 1쇄 발행 2021년 10월 14일

발행 (주)조선뉴스프레스
발행인 이동한
기획진 주간조선 · (주)케어닥
디자인 주간조선 한재연
주소 서울시 마포구 상암산로 34 DMC 디지털큐브빌딩 13층
등록 제301-2001-037호
등록일자 2001년 1월 9일
문의 (02)724-6875